AF499872

DES

AMÉLIORATIONS SANITAIRES ET AGRICOLES

DU LITTORAL DU DÉPARTEMENT DU GARD

ET DES DÉPARTEMENS LIMITROPHES

Par J. H. A. NOURRIT

Docteur en Médecine, ex-Interne des Hôpitaux de Marseille, ex-Chef de Clinique chirurgicale près l'École préparatoire de Médecine et de Pharmacie de la même ville.

NIMES

DE L'IMPRIMERIE SOUSTELLE-GAUDE

BOULEVART SAINT-ANTOINE, 9.

1853

Tc 41 22

DES

AMÉLIORATIONS SANITAIRES

ET AGRICOLES.

DES

AMÉLIORATIONS SANITAIRES

ET AGRICOLES

DU LITTORAL DU DÉPARTEMENT DU GARD

ET DES DÉPARTEMENS LIMITROPHES

Par J. H. A. NOURRIT

Docteur en Médecine, ex-Interne des Hôpitaux de Marseille, ex-Chef de Clinique chirurgicale près l'Ecole préparatoire de Médecine et de Pharmacie de la même ville.

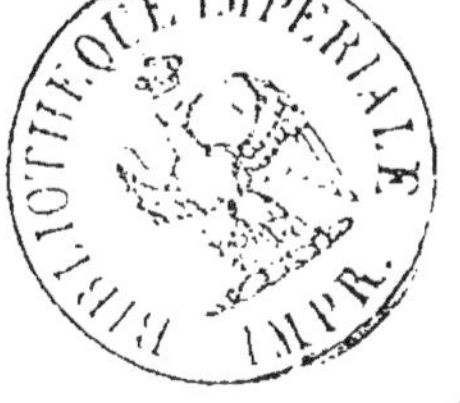

NIMES

DE L'IMPRIMERIE SOUSTELLE-GAUDE

BOULEVART SAINT-ANTOINE, 9.

1853

A MON COUSIN

GASTON GOIRAND DE LABAUME,

Chevalier de la Légion-d'Honneur,

Président de Chambre à la Cour impériale de Nimes,

Président de la Chambre consultative et de la Société d'agriculture du Gard,

Administrateur des hospices de Nimes, etc., etc.

En publiant cet Ouvrage, après le désir d'être utile à mon pays, ma plus douce satisfaction est de vous l'offrir comme un faible témoignage de ma vive reconnaissance pour toutes les bontés que vous avez eues pour moi.

Puissé-je un jour acquitter plus dignement envers vous la dette de mon cœur !

A. NOURRIT, d.-m.

IMPORTANCE DU SUJET.

A l'extrémité méridionale du département du Gard, on voit une vaste plaine qui s'étend de Beaucaire à la Méditerranée, sur la rive droite du Rhône et du Petit-Rhône. Formée par les alluvions du fleuve et les délaissements de la mer, entrecoupée par des marais et des étangs, elle a peu d'élévation au-dessus du niveau de la mer dont elle n'est séparée que par des monticules de sable. Si on réunit à cette surface d'un côté le delta du Rhône, ainsi que le plan du Bourg situé entre Arles et la mer, d'un autre côté la portion du littoral du département de l'Hérault, comprise entre le Vidourle et Frontignan, on embrassera cet immense bassin de plusieurs lieues d'étendue (que l'on peut considérer comme une côte maritime), commençant à Arles et à Beaucaire, se terminant à la mer, ayant pour limites : à l'est, le coteau de la Crau, et à l'ouest, ceux de Saint-Gilles, Vauvert, Pérols et Frontignan. Tous ces terrains sont de même formation. La sixième partie environ de leur étendue est propre à la culture. Sur les autres points, on rencontre d'immenses pâturages, quelques prairies et des marais. Un grand nombre d'étangs occupent la région la plus basse de cette plaine. Ils sont situés depuis Maguelone jusqu'au Petit-Rhône, sur une longueur de plus de soixante mille mètres. Ensuite, dans la Camargue, se trouve le Valearès, qui est le plus considérable de tous, il a plusieurs lieues de circuit et comprend la plus grande partie de la base du delta.

En considérant l'état actuel de cette vallée, on s'étonne de voir qu'une si petite portion soit mise en culture, comparativement aux surfaces immenses consistant en terres vagues ou pâturages de peu de valeur, et à celles non moins grandes qui sont recouvertes par les eaux stagnantes d'où se dégagent, dans certaines circonstances que nous ferons connaître plus tard, les miasmes générateurs de la maladie endémique qui a été depuis longtemps et jusqu'à ce jour le plus grand obstacle à la prospérité de ce pays.

Telle est la situation de cette contrée qui laisse.,

comme on le voit, beaucoup à désirer au point de vue sanitaire et agricole. Ce serait un grand bienfait public à réaliser, que de trouver les moyens de modifier ces mauvaises conditions locales. Cet important problème nous a paru digne de fixer notre attention. Nous allons essayer de le résoudre.

DIVISION

EN PARTIE SANITAIRE ET PARTIE AGRICOLE.

Notre travail sera divisé en deux parties. Dans la première, nous nous occuperons de la question d'assainissement à laquelle tout doit être subordonné. Nous étudierons avec le plus grand soin les causes de l'insalubrité, nous tâcherons de bien apprécier les particularités qui leur sont relatives, et la source du mal étant une fois bien connue, nous espérons qu'il nous sera possible, sinon de la supprimer entièrement, du moins de la réduire à d'insignifiantes proportions.

Dans la seconde partie de notre travail, nous étudierons la nature du sol, la constitution intime de cette vallée dont la fécondité native et toute la puissance naturelle sont souvent paralysées par des circonstances particulières qui dépendent de la présence du sel marin dont le sol est imprégné et de la sécheresse du climat. Ce sont là les deux plus grands ennemis de la végétation. Nous proposerons de les combattre par des moyens qui nous paraissent susceptibles de produire des améliorations agricoles radicales et compatibles avec un bon état sanitaire.

PREMIERE PARTIE.

DE L'AMÉLIORATION SANITAIRE.

CHAPITRE Ier.

Des causes de l'insalubrité.

Dans ce chapitre, nous sommes obligé de faire une excursion rapide sur le champ de la médecine, pour étudier d'une manière générale l'action des marais sur l'économie humaine. Ces connaissances nous sont indispensables pour apprécier rigoureusement les particularités pathologiques du littoral méditerranéen, qui doivent nous mettre sur la voie de la solution du problême qui nous occupe.

Les effets nuisibles des marais ont été signalés dès la plus haute antiquité. Il faut leur attribuer les idées des Egyptiens sur le géant Typhon, et celles des peuples qui regardaient certains marais comme étant la bouche des enfers. Les maladies des pays marécageux n'échappèrent point au génie d'Hippocrate qui les observa chez les habitants du Phase, et les a décrites dans un chapitre de son immortel livre *De aere, aquis et locis* ; ce qu'il en dit, a été confirmé par tous ceux qui depuis lors ont écrit sur ces affections, tels que Acivène, Nicolas Massa, Lancisi, Gattoni, Hallé, Guthrie, Baumes, Alibert, Fodéré, Ramel, Rigault de l'Isle, Montfalcon, Boudin, etc. Tous ces pathologistes admettent comme une vérité irrécusable le dégagement des miasmes marécageux, leur séjour dans l'air ambiant, et reconnaissent leur action délétère sur l'économie humaine.

En vain a-t-on cherché jusqu'à ce jour à déterminer quelle est la nature du miasme paludéen. Les analyses chimiques les plus subtiles opérées sur l'air des marais ; n'ont pu éclairer ce point important de la science. Disons en passant que Vauquelin, Thenard, Moscati, Rigault de l'Isle, et dans ces derniers temps, MM. Boussingault en France, le chimiste anglais Daniel, et Paul Savi, professeur à l'Université de Pise, ont constaté dans l'atmosphère des marais la présence de molécules organiques végétales se présentant sous forme floconneuse. Selon eux, c'est à l'introduction dans notre économie de cette matière organique de nature hydrogénée qu'ils appellent *putérine*, que l'on doit attribuer les caractères propres et spécifiques de l'atmosphère des marais. Est-ce bien là la cause des phénomènes si singuliers attribués au génie périodique, est-ce bien là cette puissance qui se révèle à nous par des manifestations pathologiques essentiellement variées, tantôt conservant les caractères qui lui sont propres, d'autres fois véritable Protée pouvant se déguiser sous toutes les formes morbides et souvent enfin se présentant comme complication dans toutes les maladies?

Nous pensons que cette opinion est loin d'être irrévocablement démontrée, car en effet l'observation clinique autant que les expériences physiologiques les plus modernes établissent que la matière organique décomposée semble plus propre à faire naître des typhus ou des affections typhoïdes que les fièvres intermittentes (1). Reconnaissons que la science n'a pas dit son dernier mot dans cette grave question, et que dans l'état actuel de nos connaissances nous ne pouvons dire si le miasme pyrétogène est un corps pondérable ou un agent purement dynamique. La cause des affections paludéennes est donc mystérieuse pour nous, comme celle au reste de la plupart des maladies. Connait-on mieux la cause du typhus, de la fièvre jaune, de la grippe, du choléra, de la dyssenterie épidémique ?

Si nos moyens d'investigation ne nous permettent pas de pénétrer l'essence du miasme pour saisir l'élément spécifique ou les éléments qu'il renferme, nous pouvons du moins observer avec soin les

(1) Boudin, *Traité des fièvres intermittentes*, page 56.

effets de cette puissance délétère cachée. Comme lorsqu'il s'agit des impondérables, il faut ici étudier la cause par les effets, et c'est en appréciant les manifestations pathologiques chez l'habitant des marais, que nous nous rendrons compte de l'influence de ces derniers sur l'organisme. Nous arriverons ainsi à reconnaître quelles sont les circonstances qui rendent un marais plus ou moins insalubre, selon qu'il est placé dans telles ou telles conditions qui favorisent ou arrêtent le dégagement des miasmes. Après cela, il nous sera facile de découvrir les moyens par lesquels on peut espérer de modifier puissamment son action pernicieuse.

Cette partie de l'histoire des marais est la plus importante pour nous à étudier, car c'est elle qui nous fournira les faits sur lesquels reposeront les règles que nous établirons plus tard pour assainir les marais du littoral méditerranéen.

La première question que nous devons nous adresser est celle-ci : Quand et comment un marais offre un danger réel pour les personnes qui habitent dans les environs?

L'action chimique qui a lieu à la surface des marais et qui engendre le miasme pyrétogène exige, pour s'effectuer, une température élevée, et cette condition explique pourquoi les climats et les saisons font éprouver de grandes modifications aux divers phénomènes pathologiques dont les marais sont la source. Ainsi que le fait observer M. Rochoux dans le *Dictionnaire de Médecine* (tome XIXe, page

150) « Dans les pays très-froids, les marais restent sans action sur les habitants pendant une grande partie de l'année, et n'en ont ensuite qu'une très-faible et de peu de durée pendant le temps des chaleurs. Dans les pays tempérés leur action se fait sentir toute l'année d'une manière plus ou moins marquée, mais augmente beaucoup avec les chaleurs. Enfin, dans les pays chauds, elle dure avec une intensité presque toujours égale. Il s'en suit que les marais des régions froides peuvent être habités presque sans inconvénients, que le danger augmente pour ceux des régions tempérées; enfin, que certains marais des pays chauds sont absolument inhabitables, ce qui a déjà lieu pour quelques portions des marais Pontins. »

D'après ces faits, la condition qui tient en quelque sorte l'action des marais sous sa dépendance, est la chaleur, sans laquelle il n'y aurait pas de fermentation putride dans les eaux marécageuses.

Le rôle que joue l'élévation de la température dans la production des fièvres est tellement marqué, que M. Raymond Faure, dans son livre sur les fièvres intermittentes, a cherché à établir que la cause la plus générale de cette maladie dans les diverses contrées de l'Europe, est la chaleur; « car, dit-il, très-fréquentes en été, elles sont rares en hiver, et il suffit du changement de saison pour changer aussi cette différence. » C'est là certainement une grande exagération du rôle que joue le calorique dans la production des fièvres intermittentes. Si nous avions à réfuter cette erreur, il nous serait facile de démontrer, avec M. Boudin (1), que la chaleur, à elle seule, est impuissante pour produire une endémie de fièvres intermittentes, au développement de laquelle elle ne peut contribuer qu'à la condition préexistante d'un foyer miasmatique dont elle favorise, sans contredit, l'influence si fâcheuse sur notre économie, en déterminant la fermentation putride et en augmentant le dégagement du miasme paludéen. D'où il résulterait que l'action du calorique ne jouerait qu'un seul rôle secondaire, mais adjuvant ; et l'examen topographique du pays, sous le rapport de la latitude, serait favorable à cette opinion. L'observation a démontré que telle contrée, par exemple, qui se trouve sous un degré de latitude plus rapproché de l'Equateur, et qui n'est pas entourée de marais ou de foyers d'infection, est à l'abri des maladies paludéennes, tandis que telle autre placée dans des conditions inverses, voit presque continuellement ces fièvres se manifester.

En citant l'opinion de M. Faure, nous avons moins eu l'intention de la réfuter, que de nous servir de l'erreur qu'elle renferme, pour mieux faire sentir combien est grande l'influence de la chaleur dans la production de la fièvre intermittente, puisqu'on a pu attribuer à elle seule l'origine d'un phénomène morbide qui ne saurait se manifester là où n'existe pas des eaux stagnantes.

(1) Boudin, *loc. cit.*, pages 41 et suivantes.

Presque tous les auteurs qui ont écrit sur les marais, font judicieusement observer que les exhalaisons marécageuses sont d'autant plus funestes que le pays est plus chaud. Montfalcon, dans son *Histoire des Marais*, couronnée en 1824 par les Académies de Lyon et d'Orléans, dit à la page 32 : « Que la putréfaction des eaux salées est très-rapide, surtout si elles sont mélangées avec les eaux douces ; leur union pendant les fortes chaleurs cause une extrême insalubrité, et plusieurs épidémies n'ont pas eu d'autre cause. »

Un illustre professeur de l'Ecole de Médecine de Montpellier, M. Baumes, qui a écrit plusieurs ouvrages sur les fièvres intermittentes et rémittentes observées dans nos contrées méridionales, et l'auteur d'un Mémoire sur ce sujet, qui a remporté le prix en 1789 au jugement de la Société royale de Médecine de Paris, s'exprime ainsi dans son *Traité des fièvres intermittentes* (tome I., page 310) : « L'air marécageux est froid ou chaud, sec ou humide, et ces qualités physiques diminuent ou renforcent son action malfaisante au point d'en suspendre ou d'en doubler les sinistres effets. Le froid joint à la sécheresse, est la condition de l'atmosphère pour sa plus grande pureté ; la chaleur unie à l'humidité constitue l'état opposé et produit l'air le plus délétère surtout lorsque à ces deux qualités physiques se joint la stagnation. » Le même pathologiste reconnaît que le moment où l'endémie fait le plus sentir ses ravages est celui où les marais sont à demi desséchés et que la chaleur de l'atmosphère est plus grande.

Dans une thèse inaugurale soutenue devant la la Faculté de Montpellier, dans le courant de l'année 1842, M. Galtier, élève distingué de cette Ecole, en parlant des causes des fièvres intermittentes, rémittentes et continues, dit que l'on voit ces maladies se succéder dans le courant de l'année à mesure que la matière effluvienne est exhalée et absorbée en plus grande quantité, et que les exhalaisons de cette dernière sont en rapport avec la température élevée de l'atmosphère. Dans les environs de Montpellier les fièvres continues et rémittentes se montrent spécialement à la fin de l'été et en automne, et presque d'une manière épidémique? Nous concevons qu'il doit en être ainsi, dit-il : pendant les grandes chaleurs l'eau des marais s'évapore et met de vastes foyers d'infection à découvert. Dès-lors les effluves se dégagent en abondance, l'intoxication qu'ils produisent est des plus prononcée et il en résulte les formes pathologiques les plus graves.

Le docteur Boudin qui, jeune encore, occupe un rang élevé dans la médecine militaire et dans la science, après avoir observé les fièvres intermittentes pendant un séjour de plusieurs années en Morée et en Afrique, a publié un ouvrage sur ces maladies, dans lequel il dit (1) : « Toutefois, il ne

(1) Boudin, *loc. cit.*, page 39.

suffit pas pour la production d'une endémie de fièvres intermittentes qu'il existe un foyer marécageux, il faut par-dessus tout que la matière miasmatique soit absorbée, condition en général subordonnée à une certaine température nécessaire à la vaporisation du miasme, et sa mise en contact avec nos organes. De là, l'influence des saisons et des latitudes géographiques sur le développement, l'accroissement et la disparition des fièvres ; de là encore, ces effets variables d'un même degré de température qui fait naître ou cesser une épidémie ; là, en mettant le foyer miasmatique à nu ; ici, en le desséchant. »

Le même auteur, dans son *Essai de Géographie médicale* (page 16), établit d'une manière générale que les fièvres paludéennes diminuent de fréquence dans les climats froids, en raison de l'élévation des latitudes ; mais en se conformant moins à la direction des parallèles qu'à celle des lignes isothermes. Il résulte des observations qu'il a faites à ce sujet, que la limite boréale des fièvres intermittentes est en quelque sorte représentée par la ligne isotherme, déterminée par une température annuelle de 5 degrés centigrades, avec une moyenne de 0 degrés en hiver et de 10 degrés en été (1).

En résumé, d'après les observations faites dans

(1) Dans les localités marécageuses des pays chauds, à mesure que le terrain s'élève les fièvres paludéennes diminuent d'intensité et de fréquence, de la même manière que

les pays marécageux par les divers pathologistes dont nous venons d'invoquer le témoignage, on peut conclure que le développement des miasmes a lieu en raison directe de l'élévation de la température et de l'étendue des surfaces recouvertes par les eaux stagnantes, que l'action des marais se fait sentir pendant toute l'année dans les pays chauds, qu'elle est nulle dans les pays très-froids, qu'elle est faible pendant une grande partie de l'année dans les pays tempérés, mais augmente beaucoup avec les chaleurs, de juillet en septembre. La portion du littoral méditerranéen dont nous nous occupons, peut être classée dans cette dernière catégorie. Pendant neuf mois de l'an on a peu à y redouter la maladie endémique dont l'intensité est modérée. Elle ne constitue un véritable danger que pendant l'été. Cette particularité est encore mieux caractérisée dans certains marais d'Italie et de la Corse, où pendant l'été l'insalubrité augmente tellement comparativement à ce qu'elle est aux autres époques de l'année, que les habitants sont obligés d'émigrer sur les montagnes voisines pour fuir la malaria. Il était bien important pour nous d'établir ce fait sur lequel nous aurons à revenir plus tard.

quand on étudie ces pyrexies de l'équateur au pôle. Leur marche est progressivement décroissante, suivant les hauteurs de plus en plus élevées, jusqu'à ce qu'une très-haute élévation vienne mettre un terme définitif à leur existence. En Afrique, M. Boudin a souvent observé ce fait.

On a remarqué que les moins insalubres de tous les étangs étaient ceux qui, par leur profondeur et l'élévation de leur bord offraient à l'action solaire le moins de surface à moitié desséchée. Les masses d'eau ne sont point insalubres par elles-mêmes, c'est du fond des marais surtout que les émanations se dégagent. L'expérience prouve qu'une grande quantité d'eau pluviale qui tombe sur un pays marécageux, l'assainit en modérant le dégagement des émanations. Plus la masse d'eau est considérable, et moindre est le danger de son voisinage. Les étangs marécageux, ceux qu'on appelle grenouillards, en Bresse, y sont les plus dangereux, et le meilleur moyen de prévenir les fièvres épidémiques, c'est d'inonder les marécages. Dans les marais Pontins, pour arrêter les effets dangereux des miasmes, on couvre le sol de ce fluide, quand on le peut.

Il existe un rapport intime entre la fréquence des fièvres périodiques et l'étendue des marais. Le département des Bouches-du-Rhône qui contient 53,700 hectares d'eau stagnantes, est un de ceux où le génie intermittent se fait le plus sentir. Les fièvres paludéennes sont très-fréquentes aussi dans les départements de l'Ain, du Cher, de l'Indre, de la Meurthe et de Saône-et-Loire où se trouvent de grandes étendues de marais, tandis qu'elles sont très-rares dans les départements des Ardennes, de l'Ariège, de l'Aveyron, du Tarn-et-Garonne, du Lot, du Lot-et-Garonne, de la Lozère, du Tarn, de l'Ardêche, des

Hautes et Basses-Alpes et de la Seine, qui ne possèdent que très-peu d'étangs et de marais.

Les marais formés d'eau douce exercent sur l'économie une action moins délétère que les marais salés. Mais ce sont ceux surtout dans lesquels il y a mélange continuel ou accidentel des deux eaux, qui offrent le plus grand danger. C'est un fait d'observation que l'on n'a pu expliquer, mais que l'expérience confirme chaque jour. Ainsi M. Motard (1), Gaëtano Giorgini (2), rapportent qu'il a suffi d'isoler par des écluses l'eau de la mer de l'eau douce, pour diminuer considérablement la mortalité qui était effrayante dans certaines localités d'Italie.

On évalue à quatre ou cinq cents mètres le degré de hauteur auquel les émanations peuvent s'élever, et à deux ou trois cents mètres, leur propagation dans la direction horizontale. Il paraît que sans le secours du vent, elles ne parviennent pas hors de ces limites, et que, par conséquent, les habitations placées au-delà de ces distances, en plaine ou sur des montagnes, sont soustraites à leur action délétère lorsque l'atmosphère est tranquille. Mais la scène change lorsque l'air est agité : les émanations marécageuses sont portées au loin par les vents et enfantent des épidémies dans les lieux fort distants des marais. Les provinces de Mantoue et de Ferrare, celles de Novarre et de Verceil, enfin les marais

(1) Thèse de concours pour l'hygiène (1838.)

(2) Michel Lévy, *Hygiène*, tome II, page 445.

de la Camargue, de Fox et de Marignane ont présenté à M. Fodéré beaucoup d'exemples de ce fait. La même remarque se trouve dans les ouvrages de Lancisi, et d'après M. Montfalcon, les preuves de l'inconvénient des voyages lointains de ces particules empoisonnées sont communes dans la Sologne et dans la Bresse (1).

Le miasme n'agit pas avec la même intensité à toutes les heures de la journée. Pendant le milieu du jour ses effets sont presque nuls, ce que l'on a expliqué en disant que si la quantité de miasmes vaporisés est plus grande qu'à toute autre heure; par contre, ils sont plus rapidement entraînés vers la partie supérieure de l'atmosphère par suite de la dilatation des couches inférieures de l'air; vers le soir, les nuits étant très-fraîches, surtout en été et dans les pays chauds, les miasmes retombent avec la rosée et sont alors absorbés par le corps de l'homme chez lequel en même temps l'exhalation cutanée

(1) Pendant les années des inondations du Rhône, de 1840-1842-1843, on a eu des preuves de ce fait. La maladie endémique redoubla d'intensité à cause de la masse des eaux stagnantes, et on remarqua, à cette époque, l'apparition des fièvres intermittentes dans beaucoup de pays placés ordinairement en dehors de l'action miasmatique. A Nimes, les cas de fièvres étaient nombreux et toutes les maladies présentaient le caractère intermittent. Il en fut de même dans plusieurs autres localités où il n'existe point de foyers miasmatiques et où évidemment les émanations paludéennes avaient été transportées par les vents.

diminue. Lancisi et les auteurs les plus anciens ont remarqué que le voisinage des marais était surtout redoutable après le coucher du soleil. On a souvent occasion d'observer cette funeste influence chez les soldats contraints par la nécessité de la guerre à bivouaquer dans le voisinage des marais » (1). Il en est de même chez les douaniers du littoral méditerranéen qui sont exposés par leur état à stationner sur les côtes pendant la nuit ; les fièvres intermittentes sont beaucoup plus fréquentes et plus graves parmi eux que chez les personnes appartenant aux autres classes de la société. Durant l'été, les 5/8es d'entr'eux tombent malades, aucun ne passe l'année sans l'être ; il en meurt, année commune, un dixième, tandis que la mortalité n'est que d'un vingtième pour les autres habitants (2)

Maintenant que nous possédons des données certaines sur le dégagement des miasmes, et que nous savons quelles sont ordinairement les causes de l'insalubrité des marais, il nous sera aisé de nous rendre compte de toutes les circonstances auxquelles il faut attribuer les mauvaises conditions sanitaires du littoral méditerranéen et d'arriver par suite à connaître les moyens susceptibles de lui faire subir des

(1) Monneret et Fleury, *Compendium de médecine pratique.*

(2) *Mémoire sur la Camargue*, par M. de Rivière. — Paris, 1826. — Note de la page 30.

améliorations profondes. Voyons ce qu'il en est à cet égard dans cette contrée.

CHAPITRE II.

De l'état sanitaire à diverses époques.

L'état sanitaire de ces lieux n'a pas été à toutes les époques ce qu'il est actuellement. Dans les temps anciens il n'était pas ce qu'il fut plus tard au moyen-âge et surtout dans les derniers siècles. De nos jours il est différent de ce qu'il a été à ces diverses époques. Examinons quelles sont les causes de ces divers changements ?

L'homme a laissé, dès la plus haute antiquité, des traces de son passage sur le littoral méditerranéen. Ce sont les Ioniens de Phocée qui, après avoir fondé Marseille, environ 600 ans avant Jésus-Christ, étendirent leur domination sur le rivage gaulois et y déposèrent le premier germe de la civilisation. Ils bâtirent plusieurs villes ; l'une d'elles, *Rhodanusia*, était située vers les bouches du Rhône ; l'autre, *Heraclea*, sur la rive droite du Petit-Rhône, ces deux villes ne subsistent plus ; la troisième était *Agatha*, aujourd'hui Agde. N'ont-ils pas fait aussi, dès les temps les plus reculés, des voyages de découvertes maritimes et peuplé de leurs colonies le rivage de la mer, Nice, Antibes, etc. (1)? Ils apprirent aux peuplades indigènes à féconder la terre, à planter les oliviers, à cultiver la vigne. Le littoral eut pendant longtemps une grande supériorité sur les terres de l'intérieur. Quand les Romains soumirent à leur puissance ce qu'ils appelèrent leur province et la Gaule narbonnaise, la partie maritime en était encore la partie la plus florissante et la mieux peuplée.

Plusieurs villes de ce rivage ont eu de l'éclat dans les temps anciens. Maguelonne était un ancien comptoir de Tyr. Elle devint plus tard une cité romaine. L'Arabe Razès la met au quatrième rang des villes de la Gaule narbonnaise. Elle fut détruite par Charles-Martel, en 737, après avoir joui d'une grande prospérité qui avait duré plus de quinze siècles. Arles, la Rome des Gaules, était une ville bien plus considérable qu'elle n'est de nos jours; elle ne comptait pas moins de cent mille habitants? La beauté et les dimensions des monuments romains qu'on y rencontre peuvent-ils laisser le moindre doute sur son ancienne splendeur? Son territoire était dans un tel état de prospérité, que la Camargue reçut le nom de grenier d'abondance et de magasin de vivres de toute la milice romaine, *horrea ancellaria totius militiæ romanæ*.

Non loin d'Arles s'élevait Saint-Gilles, dont l'im-

(1) *Notice sur la Camargue*, par Estrangin fils, page 2.

portance pendant le moyen-âge n'est pas contestée. Si on considère le sort de plusieurs autres localités du littoral, on verra que les unes n'existent plus aujourd'hui; de ce nombre sont *Altimarium* et l'ancien bourg de Lattes ; les autres, telles que Frontignan, Mauguio ou Melgueil, Pérols, Mirevals, Vic et Villeneuve, ont décrû dans des proportions considérables.

Ainsi donc, en comparant l'état actuel de notre littoral méditerranéen, sous le rapport de la prospérité des lieux habités qui s'y trouvent, avec ce qu'il était dans les temps anciens, nous serons affligés de la nature des changements (1). Cette décadence est due, d'après le docteur Jules Teissier, et nous partageons complètement ses idées à cet égard, à la disparition de certaines conditions locales qui assuraient primitivement la salubrité.

Autrefois, dans leur état naturel, les étangs étaient plus profonds; la plage était coupée en beaucoup d'endroits par des graux étendus et profonds qui établissaient une communication aisée entre la mer et les étangs ; en toute saison l'eau était rafraîchie et renouvelée par ces canaux dont plusieurs étaient assez larges et assez creusés pour recevoir des navires et leur servir d'asile ; les rivières et les torrents que les étangs reçoivent se dégorgeaient dans la mer avec plus de facilité, tandis que celle-ci envahissait les lagunes en grande masse quand les

(1) Jules Teissier, *loc. cit.*, page 421.

vents du sud l'élevaient au-dessus de son niveau ordinaire.

Pendant les tempêtes, l'eau passait plus facilement sur les plages, alors moins élevées qu'aujourd'hui; elle entraînait les sables qui y sont amoncelés, puis les dispersait dans toute l'étendue des étangs ; elle recouvrait, par ce moyen, les attérissements vaseux que les rivières avaient charriés, c'est-à-dire les débris végétaux et animaux, enfin toutes les matières putrescibles.

Cela fait concevoir comment les peuples de ces contrées étaient nombreux et prospères, n'ayant point à lutter contre les maladies qui survinrent plus tard à la suite des changements qui eurent lieu dans les étangs dont le sol fut successivement rehaussé par les alluvions charriées par les affluents qui finissent leur cours dans leur sein. Il est impossible d'élever le moindre doute sur ce fait, quand on pense qne nos étangs, qui ne sont plus navigables, ont été parcourus pendant bien des siècles par les vaisseaux de mer. Les graux de Lattes, de Palavas, de Maguelonne recevaient des navires dans leurs eaux. La masse de ce liquide a diminué dans de telles proportions que la plus grande profondeur prise dans les étangs de Pérols et de Maguelonne est de quatre à cinq pieds, tandis que les bords ne sont recouverts que par quelques pouces d'eau (1). D'après M. Pitot (2)

(1) Jules Teissier, *loc. cit.*, page 426,

(2) *Mémoire sur les causes des maladies mortelles qui règnent sur les côtes de la mer du Bas-Languedoc*, dans les *Mémoires de l'Académie des sciences*.

leur profondeur moyenne est de 30 centimètres, et cette moyenne diminue incessamment, vu que les attérissements exhaussent le sol d'une manière continue.

La mer, en s'éloignant, a donc laissé derrière elle les eaux stagnantes d'où s'échappent les miasmes pyrétogènes qui sont le véritable fléau des populations. L'insalubrité du pays résulte particulièrement des marais que les étangs forment tout autour de leur surface et des parties de leurs bords couvertes de fange et des débris végétaux et animaux qui se découvrent par suite de l'évaporation. Pendant l'été les émanations qui s'élèvent de ces plages, tantôt inondées, tantôt desséchées, sont extrêmement contraires à l'espèce humaine. Telle est la source du foyer miasmatique, telles ont été les causes du changement nuisible survenu dans l'état sanitaire de cette localité.

Dès le XIIIe siècle, on commence à ressentir les funestes effets de la stagnation des eaux. A cette époque, près de la moitié de cet immense littoral était occupée par les communaux, ou les possessions des ecclésiastiques, soit séculiers, soit réguliers; l'autre moitié était couverte de l'eau stagnante des marais dont l'influence entretenait dans les villes voisines des maladies qui dévoraient périodiquement les habitants pendant trois mois de l'année.

La ville d'Aiguesmortes, remarquable dès le commencement du XIIe siècle par son importance maritime et son commerce, était devenue en 1279, sous le règne de Philippe III, successeur de Louis IX, tellement insalubre que l'on craignait l'émigration des habitants ; elle fut encouragée par des lettres-patentes du Roi (août 1279), qui lui accordait l'exemption de tout impôt et le droit d'élire ses magistrats et gouverneurs. Elle jouit de ces priviléges jusque vers la fin du XVIIe siècle (1). Cette malheureuse cité appela plusieurs fois sur elle dans la suite la sollicitude de nos Rois. Sous les règnes de François Ier, d'Henri IV, de Louis XV, d'importants travaux furent exécutés dans le but de ramener dans Aiguesmortes le mouvement commercial et la salubrité.

Tant d'efforts et tant de sacrifices ne purent arrêter la décadence de cette ville. En 1734, le dénombrement portait la population d'Aiguesmortes à 2,000 âmes, et 10 ans plus tard, en 1744, les fièvres, dit M. Vigne-Malbois (2), tenant leurs assises printanières, il mourait cinq à six personnes par jour; à telle fin qu'après la cessation de cette épouvantable calamité, le Curé de la paroisse invité par les Consuls à faire connaître le nombre des victimes, l'état qui en fut donné portait le total des morts à près de 500, ce qui réduisit la population au déplorable chiffre de 1,500. Ce fut cette année où

(1) *Statistique du Gard*, par M. Hector Rivoire, tome II, pages 454 et suivantes.

(2) *Notice sur Aiguesmortes*, par M. Vigne-Malbois.

l'on fit appel de MM. Haguenot et Fizes, docteurs en médecine de la Faculté de Montpellier, pour venir prêter le secours de leur art aux malheureux frappés de la maladie endémique.

Les calamités qui pesaient sur la ville d'Aigues-mortes n'épargnèrent pas St-Gilles dont la population était très-considérable, puisque la ville et ses faubourgs contenaient, au xe siècle, 33,000 feux. Les comtes de Toulouse, qui en furent souverains, y avaient leur palais et un hôtel des Monnaies. Elle eut ses lois, son consulat (1). Cette ville remarquable par son abbaye, par son agriculture et par son commerce (2), dépérissait de jour en jour sous le

(1) *Statistique du Gard*, page 592, tome II.

(2) Le commerce était favorisé par la situation d'un port commode sur le Rhône. Les vaisseaux et autres bâtiments entraient dans le port de St-Gilles par le petit bras du Rhône et trouvaient une retraite assurée dans le lit du fleuve. On abordait ensuite sur la rive gauche, vis-à-vis de la ville, à l'endroit qui conserve aujourd'hui le nom de Port.

Divers traits de l'histoire du moyen-âge nous fournissent les preuves certaines de l'existence et de la fréquentation de ce port, surtout dans les XIe et XIIe siècles. Il parait même que ce port avait rendu le commerce florissant à St-Gilles.

(Ménard, *Notice de la Viguerie de Nimes,* tome VII, page 619.)

Les inondations de 1840 et 1842 ont démontré comment il pouvait se faire, avant que le Rhône ne fût endigué, que ses eaux, à l'époque des fortes crues, s'élevassent dans la plaine

coup des fièvres paludéennes. La population fut successivement réduite à 5,000 âmes, à-peu-près ce qu'elle est de nos jours.

L'état de la ville d'Arles (1) et des autres localités du littoral, que nous avons vu si florissant, n'était pas moins déplorable que celui des deux villes précédentes. Frontignan contenait autrefois 6,000 habitants et n'en a que le quart aujourd'hui ; la mortalité y a été quelquefois si considérable, qu'au rapport de Chaptal, on s'est vu obligé, dans une année, de laisser les morts pendant quelques jours sans les inhumer faute de bras, et qu'au mois d'août on ne comptait que deux personnes qui n'eussent pas été malades.

Ainsi donc, pendant bien des siècles, la population a été décimée périodiquement chaque année sous l'influence d'une atmosphère viciée (2). De là est résulté

à une hauteur telle qu'il fût possible aux navires d'arriver même jusque sous les murs de St-Gilles, à l'endroit où l'on remarquait naguère contre les débris de remparts de gros anneaux en fer destinés à les amarrer.

(Note de l'Auteur.)

(1) L'influence des marais (d'après Papon, historien de Provence), entretient dans la ville d'Arles des maladies qui dévorent périodiquement les habitants pendant trois mois de l'année. Il parle de la cruelle épidémie qui régna dans Arles, ainsi que dans tout le reste de la Provence en 1773 et 1774.

(2) Dans son *Traité des fièvres intermittentes* et son *Essai de géographie médicale*, M. Boudin, se basant sur de nom-

la réputation de contrée insalubre qui est acquise de longue main au littoral méditerranéen. Il faut arriver aux premières années de ce siècle pour constater un changement appréciable dans cet état de

breux arguments, prétend que la peste n'est pas un typhus contagieux, mais doit être rapprochée de la famille nosologique des maladies produites par l'intoxication des marais dont elle est une des manifestations les plus graves. Il pense que c'est pour avoir méconnu l'endémicité de la peste sur divers points du littoral de la Méditerranée que l'on a, pendant des siècles, invoqué l'importation ou la contagion, là où il fallait s'en prendre à l'existence habituelle ou temporaire des causes productrices de la maladie dans ses foyers les plus connus (les marais). A Constantinople, la peste passait pour être importée d'Egypte, comme à Alexandrie on la croyait importée de Constantinople. Tel est le cercle vicieux dans lequel on a trop longtemps tourné.

En lisant les considérations précédentes du savant pathologiste et voyant d'un autre côté ce qui s'est passé jadis sur notre littoral où, de 1398 à 1722, on ne compte pas moins de 30 épidémies de peste, dont plusieurs ont eu quelquefois une durée de cinq à sept ans. On peut se demander si à cette époque cette maladie ne tenait pas à l'existence de certaines circonstances locales qui ont disparu de nos jours, et s'il ne faut pas la considérer plutôt comme une endémie que comme une épidémie importée de pays lointains par la contagion. Quant à nous, nous penchons assez volontiers vers cette opinion; nous croyons que les marais d'alors n'ont pas été étrangers à la production de ce fléau qui se propageait quelques fois dans les provinces voisines.

L'efficacité des quarantaines et des lazarets aurait été impuissante contre ces épidémies qui ont eu la plus large

choses. Si de nos jours l'endémicité de la fièvre intermittente sur le littoral est un fait réel, à l'influence duquel il serait difficile de vouloir se soustraire, il faut avouer cependant que cette maladie est bien loin de sévir avec l'intensité qui la caractérisait jadis et qu'il s'est fait une amélioration notable dans l'intérêt de la santé publique. Etudions les causes de ce fait important dont personne ne s'est occupé jusqu'à ce jour.

CHAPITRE III.

Ce qu'est l'état sanitaire de nos jours.

La modification observée dans les conditions sanitaires depuis quelques années seulement est la conséquence du nouveau régime auquel on a soumis les marais. Des travaux ont été exécutés dans le but de favoriser à la fois les intérêts commerciaux et agri-

part dans la décadence des villes du littoral ; elles ont sévi en 1398 — 1459 — 1465 — 1490 — (1493—1494) (depuis 1501 jusqu'en 1507), 1516 — (1520 — 1521 — 1522) (1527 — 1529) (1532 — 1533 — 1534), 1542 — 1539 — 1637 — 1639 — 1649 — 1722.

coles et de servir à l'assainissement. Tels sont les avantages que l'on s'est proposé d'obtenir en joignant par un canal Beaucaire à Aiguesmortes. Cet ouvrage, commencé en 1777 et terminé en 1811, en même temps qu'il ouvrait une voie de communication du Rhône jusqu'à la mer, devait opérer aussi le desséchement des marais dans toute l'étendue qu'il parcourt. Cette dernière condition n'a été complètement remplie que pour quelques marais supérieurs situés près de Beaucaire ; mais si le résultat n'a pas été le même pour les marais du bassin inférieur, on a pu du moins, à l'aide de ce nouveau moyen évacuateur et d'autres travaux entrepris aussi en vue de l'écoulement des eaux, les mettre à sec périodiquement pendant quatre mois de l'année, de juillet en octobre (1), alors qu'ils offriraient le plus grand danger pour la salubrité, ainsi que nous l'avons établi précédemment (2). Dès lors, on conçoit que leur manière d'être s'est trouvée sensiblement améliorée. Nous allons nous expliquer à cet égard.

Autrefois, ces marais étaient salés ; ils ne servaient qu'à la pêche et repoussaient toute végétation Dépourvus de toute espèce de moyens évacuateurs, ils étaient la source de tous les maux qui résultent

(1) On les a soumis par ce moyen au genre d'exploitation qui leur convient le mieux, ainsi que nous le prouverons plus tard.

(2) Voir la page 14 et suivantes.

pour la santé publique de la stagnation des eaux saumâtres. Actuellement, leur état est bien différent; des canaux ont été ouverts pour évacuer, par le canal de Beaucaire, toute l'eau qu'il est possible d'extraire par cette voie. D'autres canaux ont mis en communication avec les étangs inférieurs qui servent de récipients les marais dont les eaux ne peuvent s'écouler à la mer. On y verse d'un autre côté de l'eau douce tirée du Rhône par des prises affectées à cet usage. Ainsi exploités, les marais de la plaine de Beaucaire à la mer ont complètement changé de nature. Ces immenses surfaces, qui étaient jadis le domaine des eaux stagnantes, sont recouvertes aujourd'hui, de novembre au mois de juillet, par les eaux qui leur arrivent du Rhône et que l'on maintient à un niveau constant; vers le printemps, elles se couvrent d'une forêt de roseau et de triangle (1), et dès la fin juin ou les premiers jours de juillet, l'opération du dessèchement commence. On parvient à les mettre à sec au moyen des canaux d'écoulement, aidés par l'évaporation qui est très-active à cette époque. Dans l'espace de trois semaines à un mois, le dessèchement est tel qu'on peut procéder au fauchage de la récolte et que les innombrables charrettes des cultivateurs des contrées voisines circulent sur le sol pour aller

(1) C'est le nom vulgaire par lequel on désigne certaines cypéracées qui croissent en abondance dans les marais.

chercher le roseau et le triangle que l'on emploie comme nourriture des bestiaux et surtout comme engrais.

Voilà donc que par ces nouvelles dispositions la source des miasmes paludéens s'éteint sur une grande étendue, précisément au moment où elle va prendre toute sa force avec les chaleurs de l'été. Pendant le reste de l'année, de novembre en juillet, alors que déjà par le seul fait de l'abaissement de la température elle décroît considérablement, comme nous l'avons prouvé ailleurs (1), dans cette période, dis-je, on peut la considérer à-peu-près comme nulle, dès l'instant que l'eau saumâtre et stagnante a disparu pour faire place à l'eau douce constamment renouvelée.

Le seul moment où les marais peuvent inspirer quelque crainte pour la santé publique est celui du dessèchement. Il semblerait de prime-abord qu'à mesure que la masse d'eau diminue, et que leur surface encore humide va être exposée à l'action solaire, la putréfaction doit s'emparer des matières végétales et animales que les eaux laissent en se retirant, et donner lieu à des conséquences funestes. Mais fort heureusement les choses ne se passent pas ainsi, et en voici la raison : Lorsque les eaux se retirent de la surface des marais, celle-ci ne reste pas exposée à l'action directe du soleil, elle est re-

(1) Voir la page 14 et suivantes.

couverte par le roseau et le triangle qui croissent en abondance dans les marais ; ces végétaux sont très touffus et acquièrent une grande hauteur, ils opposent à l'action solaire une barrière qui diminue tellement son intensité, que la décomposition des substances organiques est impossible, ou du moins est singulièrement ralentie dans sa marche et n'offre plus dès-lors pour la salubrité les inconvénients qu'on pourrait lui supposer.

Pour venir à l'appui de cette assertion, nous citerons ce qui se passe dans certaines contrées : « Les bois élevés mettent aussi quelquefois d'une manière utile les eaux dormantes à l'abri de l'influence solaire. M. Casan a vu aux Antilles des marais entourés d'arbres touffus qui n'avaient pas d'action appréciable sur la santé des habitants du voisinage. Quand on eut supprimé cet ombrage, rien ne s'opposa plus à l'action immédiate du soleil des tropiques sur la masse liquide et, aussitôt, une endémie pernicieuse causa les plus grands ravages. »

Il est donc avéré que le nouveau genre d'exploitation, qui consiste dans l'irrigation régulière et le desséchement périodique, quelque imparfait qu'il soit encore, a rendu les marais bien moins dangereux. Cette transformation a été un progrès sanitaire réel dont on n'a pas tardé à constater l'heureuse influence dans les localités voisines. Depuis quelques années, en effet, la maladie endémique s'est dépouillée de son caractère de gravité, et on a vu diminuer considérablement le nombre des fièvres paludéennes. On n'observe plus guère les cas de fièvres pernicieuses, ainsi que les types continus et rémittents qui se présentaient assez communément en été et surtout en automne à l'époque où Baume écrivait son Mémoire sur les maladies des pays marécageux. On a affaire en général actuellement aux formes les plus simples et les moins meurtrières de la maladie.

Les données statistiques viennent confirmer ce fait, car si nous observons le mouvement de la population pendant une période de plusieur sannées pour les naissances et les décès dans les villes d'Aiguesmortes et de St-Gilles, nous constaterons un accroissement de la masse dans ces deux villes qui ont profité de l'assainissement (1).

(1) Indépendamment des circonstances générales qui tendent à ramener la salubrité dans ces deux villes, on a fait subir à chacune d'elles des améliorations qui ont été très-favorables à l'état sanitaire. Ce résultat a été obtenu surtout en comblant les fossés des remparts à Aiguesmortes et le contre-canal qui passait sous les murs de St-Gilles et où dormait constamment une eau corrompue. Ce dernier travail n'a été exécuté qu'en 1825. Cette source d'émanations miasmatiques peut expliquer la différence qui existait à cette époque entre l'état sanitaire des deux villes.

TABLEAU DES NAISSANCES ET DES DÉCÈS DANS LA VILLE DE SAINT-GILLES.

Population : 5,635.

ANNÉES.	NAISSANCES.	DÉCÈS.
1825	282	160
1826	238	246
1827	256	263
1828	234	210
1829	195	275
1830	248	271
1831	251	278
1832	212	190
1833	271	244
1834	250	234
Total.....	2437	2371

TABLEAU DES NAISSANCES ET DES DÉCÈS DANS LA VILLE D'AIGUESMORTES.

Population : 3,393.

ANNÉES.	NAISSANCES.	DÉCÈS.
1825	148	100
1826	132	118
1827	153	146
1828	112	98
1829	150	106
1830	148	113
1831	151	110
1832	145	97
1833	131	98
1834	154	110
Total.....	1424	1096

Il est donc établi, d'après le résultat des chiffres ci-dessus, que dans l'espace de dix années, le nombre des naissances l'a emporté sur celui des décès.

Si on examine le mouvement de la population pendant les sept années qui viennent de s'écouler, on retrouve un excédant encore plus prononcé des naissances sur la mortalité (1).

TABLEAU DES NAISSANCES ET DES DÉCÈS DANS LA VILLE DE SAINT-GILLES.

Population actuelle : 5,926.

ANNÉES.	NAISSANCES.	DÉCÈS.
1845	206	189
1846	214	176
1847	229	266
1848	198	210
1849	232	175
1850	208	144
1851	223	217
Total.....	1510	1377

(1) Nous avons pris la période de sept ans au lieu de celle de dix, parce qu'il nous aurait fallu comprendre, dans cette dernière, les années des inondations du Rhône de 1840 — 1842 — 1843, pendant lesquelles le nombre des malades et

TABLEAU DES NAISSANCES ET DES DÉCÈS DANS LA VILLE D'AIGUESMORTES.

Population : 4,046.

ANNÉES.	NAISSANCES.	DÉCÈS.
1845	177	168
1846	148	153
1847	177	148
1848	178	190
1849	167	159
1850	177	136
1851	181	102
Total.....	1205	1056

Ainsi constatons avec satisfaction que la proportion des décès à la population continue à décroître

des décès avait augmenté à cause de la surabondance des eaux stagnantes. Dans notre appréciation, nous ne devions pas évidemment faire entrer ces années exceptionnelles en ligne de compte.

dans ces deux villes, et que la masse suit maintenant une progression ascendante, tandis que l'inverse avait toujours lieu dans les derniers siècles. Cette amélioration notable est due évidemment à la transformation des marais salants en marais à irrigation régulière et à desséchement périodique. Il n'est pas douteux pour nous que si on ajoute à ce qui existe déjà les perfectionnements que nous indiquerons plus tard, la mortalité ne soit réduite à ce qu'elle est dans beaucoup d'autres pays qui jouissent d'une meilleure réputation sanitaire que le nôtre.

Pour compléter notre œuvre de démonstration statistique et ne laisser aucun doute même dans l'esprit des plus incrédules, car les chiffres ont le pouvoir irrésistible d'entraîner les convictions, il nous a paru utile de comparer l'état sanitaire des deux villes précédentes avec celui de deux autres localités d'une population à-peu-près égale, prises dans le département, en dehors de la sphère d'action des marais et dans des conditions hygiéniques généralement reconnues bonnes. Personne ne peut contester que le Vigan et Uzès ne réunissent tous ces avantages.

Si on considère le mouvement de la population dans ces deux villes pendant sept années, de 1845 à 1851, comme nous l'avons fait pour Saint-Gilles et Aiguesmortes, voici ce qu'on trouve :

TABLEAU DES NAISSANCES ET DES DÉCÈS DANS LA VILLE DU VIGAN.

Population : 5,045.

ANNÉES.	NAISSANCES.	DÉCÈS.
1845	154	164
1846	148	154
1847	145	171
1848	163	208
1849	136	147
1850	137	147
1851	143	120
Total.....	1026	1111

TABLEAU DES NAISSANCES ET DES DÉCÈS DANS LA VILLE D'UZÈS.

Population : 7,274.

ANNÉES.	NAISSANCES.	DÉCÈS.
1845	191	210
1846	183	175
1847	187	235
1848	192	294
1849	211	196
1850	217	194
1851	193	201
Total.	1374	1505

Nous n'avons pas été peu surpris, et nos lecteurs ne le seront pas moins que nous, en voyant que pendant ces sept années le nombre des décès a été supérieur dans ces deux villes au chiffre des naissances, tandis que ce dernier l'a emporté, au contraire, sur la mortalité, dans la même période de temps, à Aiguesmortes et à St-Gilles. Il résulterait de ce rapprochement que, malgré la maladie endémique, la population de ces deux dernières villes serait dans de meilleures conditions de bien-être et de prospérité que dans les deux villes précédentes (1). Cela ne démontre-t-il pas d'une manière irréfragable combien on connaît peu la véritable situation hygiénique du littoral, puisqu'on continue toujours, en

(1) Pour expliquer ce fait complètement inattendu, tout en tenant compte d'abord de ce que chez l'habitant de la plaine la vie est plus aisée que chez celui de la montagne, à cause de la plus grande fertilité du sol et de la variété de ses produits, ne serait-ce pas le cas d'invoquer la loi d'antagonisme, en vertu de laquelle de même que certaines constitutions épidémiques impliquent exclusion de certaines maladies, de même aussi les endémies paraissent entraîner certaines immunités. L'expérience semble démontrer des rapports antagonistiques entre l'intoxication paludéenne et certaines diathèses pathologiques. Il pourrait donc se faire que l'influence des marais, quoique ayant perdu de son intensité primitive, conserve néanmoins le privilége de mettre l'économie à l'abri de quelques états morbides, tels que la fièvre typhoïde, la phthisie, etc., qui se présentent ordinairement chez l'habitant des montagnes, et qui sont pour lui des maladies plus meurtrières que ne le sont les fièvres intermittentes pour l'habitant de nos marais. Une statistique médicale faite avec soin dans ces divers pays, en faisant connaître la proportion relative de chaque maladie, pourrait seule éclairer cette importante question de pathologie.

suivant l'errement du passé, à le considérer comme étant deshérité au point de vue sanitaire. Nous espérons que notre travail fera changer d'opinion sur son compte, et que dorénavant on ne lui reprochera pas d'exercer sur la santé l'influence délétère qu'il n'a plus de nos jours.

Des résultats aussi favorables ne laissent pas de doute sur les avantages attachés à la manière dont on exploite aujourd'hui les marais de la plaine du Languedoc et ceux de la partie haute de la Camargue et du Plan-du-Bourg (1). Par ce procédé, on a modifié puissamment le foyer miasmatique. S'il est vrai que les marais actuels ne soient pas exempts de tout danger pour la santé publique, il faut au moins reconnaître qu'ils ont subi une grande amélioration.

D'un autre côté, le bien-être matériel a fait d'immenses progrès, il s'est répandu dans les masses. Il est facile à chaque individu de se conformer aux

(1) Aux environs d'Arles, il a été possible, depuis quelques années, de dessécher complètement, à l'aide du canal de Bouc, une grande étendue de marais qui n'étaient pas salants et qui existaient à l'est de cette première ville sous le mont Majour ; ils ont été convertis en terres à blé. On a pu de même à l'aide du canal du Rhône à la Méditerranée, dessécher entièrement, comme nous l'avons déjà dit, quelques marais dans le voisinage de Beaucaire. On a ainsi resserré les limites du foyer miasmatique sur quelques points en même temps qu'on l'a modifié sur beaucoup d'autres.

sages prescriptions hygiéniques qui peuvent suffire jusqu'à un certain point pour préserver des influences paludéennes désormais bien amoindries. Aussi remarque-t-on que les habitants du littoral chez lesquels l'habitude a émoussé l'activité des émanations marécageuses, ne sont guère plus atteints par les fièvres.

L'influence locale se fait sentir d'une manière plus marquée sur les personnes récemment fixées dans le pays, elles paient en général un tribut à l'acclimatement et contractent les fièvres dans les premiers temps de leur séjour. Ce fait est surtout particulier aux préposés de la douane qui viennent presque tous de pays étrangers, et qui, par la nature de leur service, sont exposés jour et nuit à l'absorption des miasmes au milieu des marais et des étangs.

En même temps que la maladie paludéenne a perdu de son intensité, son traitement a été singulièrement simplifié par la précieuse découverte des divers sels formés avec le principe immédiat extrait de l'écorce du Pérou. Les fièvres intermittentes résistent rarement à leur action. Grâce aux sels héroïques de quinine, qui sont d'une administration si facile, on ne voit plus comme autrefois ces individus qui, à la suite de fièvres interminables, se présentaient au médecin avec la face verdâtre, les chairs œdémateuses, le système musculaire sans énergie et qui, en un mot, semblables à des spectres, arrivaient au dernier degré de la cachexie séreuse.

Il est certain que la question des fièvres paludéennes se présente à nous réduite de toute manière à des proportions bien différentes que dans le passé. La maladie est plus simple et le remède plus sûr. Aussi de nos jours voit-on, dans ce pays, rarement succomber des individus à la suite de l'état périodique.

L'œuvre de réhabilitation sanitaire à laquelle nous travaillons en faveur de cette contrée, nous paraît ressortir de l'observation des faits d'une manière si manifeste, qu'il n'est plus possible, sans injustice, de la méconnaître à l'avenir (1).

S'il n'existait sur le littoral méditerranéen que des marais exploités régulièrement, on peut être assuré que la maladie endémique aurait encore moins d'importance. Mais à côté d'eux et sur des points plus rapprochés de la mer, se trouvent des étangs qui constituent actuellement le principal foyer d'infection.

(1) Chaque fois qu'il est question de cette contrée, on ne manque pas de mettre en avant son insalubrité que l'on juge plutôt d'après le passé que d'après le présent. Aussi avons-nous cru utile d'apprécier rigoureusement l'état sanitaire au point de vue scientifique. La chose nous a paru d'autant plus nécessaire que des écrivains sérieux, dont les ouvrages se trouvent à juste titre entre les mains de tout le monde, tels qu'Alexandre Dumas, Reboul, etc., etc., sont tombés dans l'erreur vulgaire, et ont parlé d'Aiguesmortes comme d'une ville encore désolée par les fièvres et en complète décadence.

Ces étangs sont alimentés d'un côté par les eaux de la mer avec laquelle ils sont en communication pendant les hautes marées, et d'un autre côté par les eaux pluviales ou le résidu des irrigations des marais, qui leur arrivent de la partie supérieure de la plaine ; il y a donc mélange d'eau douce et d'eau salée. Ils ont, en général, peu de profondeur, la masse des eaux tantôt augmente et tantôt diminue. Pendant les chaleurs de l'été, alors que l'évaporation est active, la diminution des eaux est telle, que sur les bords il n'y a plus qu'une faible couche de liquide renfermant des matières organiques en putréfaction. Il y a, en un mot, dans ce jeu successif de plages couvertes et découvertes, la même cause d'insalubrité qui existait dans les marais avant leur transformation. Ainsi donc l'insalubrité, qui était jadis partout, se trouve confinée en quelque sorte de nos jours dans la zône des étangs qui occupent la région du littoral la plus écartée, la moins peuplée et la moins productive. Nous nous occuperons des moyens de remédier à un tel état de choses, et ce ne sera pas là la partie la moins importante de notre tâche.

CHAPITRE IV.

Des modifications à faire subir aux marais et aux étangs.

Maintenant que nous avons recherché la source du mal et que nous connaissons toutes les particularités auxquelles les marais et les étangs du littoral doivent leur insalubrité, voyons ce qu'il y aurait à faire pour en obtenir l'assainissement.

Disons d'abord qu'on ne peut avoir recours ici, pour le moment, au seul moyen vraiment efficace contre les miasmes marécageux, et qui consiste à dessécher d'une manière absolue les surfaces d'où ils s'élèvent. Cette opération ne serait réalisable qu'à l'aide de moyens mécaniques fort coûteux et aurait, en outre, pour conséquence de diminuer la production du sol. Ecoutons ce que dit à ce sujet l'habile ingénieur Surell dans son *Mémoire sur le barrage du Petit-Rhône*, pages 25 et suivantes : « Pour transformer les terres basses et les étangs du delta du Rhône en polders, il ne faudrait pas transplanter ici purement et simplement le procédé hollandais, ni se contenter, après avoir épuisé les bassins, de les maintenir constamment à sec. Il y a ici deux ennemis à combattre que les Hollandais ne connaissent pas et contre lesquels il faut suivre d'autres dispositions : je veux parler du climat et du sol.

En Hollande, un climat constamment humide et pluvieux rend les terres éminemment propres à la culture des prairies et des jardinages ; ici, il faut suppléer à la sécheresse du Ciel par l'irrigation.

En Hollande, les cultures ne sont jamais gênées par l'invasion du sel. Cela tient peut-être à la nature tourbeuse du fonds qui a moins d'affinité pour le sel que les alluvions argileuses du Rhône, et dans lequel aussi les actions capillaires s'exercent plus difficilement. — Le climat y concourt, parce qu'il est moins favorable à l'évaporation, qui détermine l'ascension du sel et l'attire à la surface.

A Rotterdam, il y a 152 jours de pluie dans l'année : il n'y en a que 100 à Arles. L'évaporation annuelle est de 0 m. 642 à Rotterdam, elle est de 2 m. 562 à Arles.

Des conditions climatériques aussi différentes expliquent tout.

Ainsi les marais du Rhône, transformés en polders et desséchés à la manière de ceux du Rhin, repousseraient toute végétation et formeraient de véritables salines. Leur condition, loin d'être améliorée, serait devenue pire. Pour les rendre propres à la culture, il est indispensable d'y verser constamment des eaux douces, qui imbibent et dessalent le sol ; et à cette condition seulement, il sera possible d'y créer des rizières ou des prairies.»

D'après ces considérations fort judicieuses, il est évident que toute idée dont le but serait de dessécher complètement ces marécages pour leur donner la faculté de produire à sec, en continuité, doit être écartée. Il faut, au contraire, qu'un régime des eaux soit établi avec habileté, afin d'éviter autant que possible la stagnation et de substituer aux eaux saumâtres les eaux douces que l'on emploiera à irriguer les terrains qu'elles peuvent féconder. Ce système est le seul qui convienne à la nature du sol et qui soit susceptible de satisfaire à la fois aux intérêts sanitaires et agricoles. L'obligation d'y recourir est d'ailleurs d'autant plus fondée que nous avons des preuves de son efficacité ; nos lecteurs savent que c'est ainsi que l'on est parvenu à améliorer les marais de la plaine de Beaucaire à Aiguesmortes et de la Haute-Camargue. Par les irrigations régulières et le desséchement périodique, on les a rendus moins insalubres et plus productifs. Cette transformation fut pratiquée d'abord en 1827, d'après les projets de M. Bouvier, sur une étendue de 5,612 hectares de marais salés, situés près du Scamandre, et appartenant partie à la Compagnie des Canaux, partie à la commune de Vauvert. Plus tard, elle a été étendue au bassin de Leyran. Le canal de Capette a été ouvert pour ramener l'eau douce sur ces terrains. La Compagnie possède aujourd'hui 6,863 hectares de terrains exploités de cette manière.

Les résultats obtenus par ce procédé qui est loin de fonctionner avec toute la régularité désirable et dont on s'est servi jusqu'à ce jour plutôt en vue des intérêts agricoles que de ceux de l'assainissement, ces résultats, dis-je, ne nous font-ils pas espérer qu'en le perfectionnant et en l'étendant à tous les points où il est applicable, il s'ensuivra un état bien meilleur encore et qui réunira tous les avantages sanitaires et agricoles qui sont ordinairement la conséquence d'une bonne administration des eaux.

Article Premier.

Des marais.

Occupons-nous en premier lieu des modifications à faire subir aux marais pour combattre autant que possible leur mauvaise influence. Nous dirons peu de choses de la première période de l'exploitation, qui s'étend de novembre en juillet et pendant laquelle on y verse de l'eau douce tirée du Rhône. A cette époque, ainsi que nous l'avons établi précédemment, la production du miasme diminue sensiblement à cause du peu d'élévation de la température. Mais enfin puisqu'il existe une cause d'insalubrité, quelque faible qu'elle soit, nous devons nous efforcer de la faire disparaître. Nous pensons qu'on pourra facilement atteindre ce but par le renouvellement continuel de la masse des eaux, dont la hauteur au-dessus du sol ne doit jamais être moindre de 30 à 40 centimètres. Cette couche de liquide mettra obstacle au développement du miasme et favorisera, en outre, la végétation des plantes qui croissent dans les marais (1), et auxquelles le contact de l'eau est nécessaire. Il est donc important de toute manière, dès que la saison des fièvres a passé, c'est-à-dire vers la fin octobre ou les premiers jours de novembre, de commencer les irrigations. Au reste, c'est la règle que l'on suit ordinairement et à laquelle on ne doit pas déroger si l'on veut obtenir de nos marais cette riche végétation qui s'élève quelquefois à trois et jusqu'à quatre mètres de hauteur. On remarque, au contraire, que si les plantes marécageuses manquent d'eau pendant l'hiver, elles donnent des pousses très-minces.

La seconde période de l'exploitation qui dure de juillet en novembre aura une plus large part que la précédente dans notre travail ; car c'est au moment où on va les mettre à sec que les marais doivent surtout appeler notre attention. Quoique l'opération du dessèchement, ainsi que nous l'avons démontré ailleurs (2), n'offre pas toute la gravité qu'on serait disposé de lui attribuer au premier abord, il

(1) Les produits actuels des marais sont : les roseaux, la plus utile de toutes les plantes marécageuses ; la bole *(scirpus lacustris)* ; diverses cypéracées connues sous le nom de triangle ; la sagne (massette à grandes feuilles), si utile aux tonneliers et aux pêcheurs ; enfin, la massette à petites feuilles et la coutelle *(iris pseudo acoris)*, qui n'ont d'autre emploi que la nourriture du gros bétail sur place et l'engrais des terres, lorsqu'elles ont été fauchées.

(2) Voir à la page 37.

sera cependant toujours utile de l'effectuer dans le plus bref délai, soit dans l'intérêt sanitaire, soit dans l'intérêt agricole.

Voici comment on parvient actuellement à dessécher les marais de la plaine de Beaucaire à la mer, qui sont ceux où les travaux d'art ont acquis le plus de perfectionnement, quoiqu'ils soient encore bien incomplets. On a commencé par ceinturer les marais par une rigole accolée à une chaussée qui est destinée à contenir les eaux pendant le temps des irrigations. Nous savons que ces eaux arrivent par des roubines qui puisent au Rhône ou au canal et débouchent par la partie supérieure du marais. Quand on veut dessécher, on jette les eaux en dehors de l'enceinte par un système de saignées et de rigoles très-multipliées qui aboutissent au canal de navigation auquel le marais est adossé et qui leur sert de canal d'évacuation. C'est ainsi que l'on met à sec les marais supérieurs, c'est-à-dire ceux compris entre Beaucaire et St-Gilles dont l'élévation moyenne au-dessus de la mer est de 0^m 80.

Quant aux marais inférieurs qui sont situés entre Saint-Gilles et Aiguesmortes, ils présentaient bien d'autres difficultés, puisqu'ils sont presque partout à environ 0^m 40 au-dessous du niveau de la basse mer. Néanmoins, on y a entrepris des travaux qui ont permis d'en tirer de bons produits.

Les étangs de Scamandre et de Leyran sont les cuvettes ou les réceptacles les plus bas de ces marais. Le premier descend jusqu'à 2 mètres au-dessous de la mer (1). On a mis à profit cette différence de niveau pour vider les eaux des marais dans ces étangs par des canaux convenablement disposés pour cet objet. Le Valcarès remplit le même office à l'égard de presque tous les marais de la Camargue.

Il a été possible dès-lors d'opérer chaque année, au mois de juillet, le desséchement des marais pour faire la coupe des joncs et des roseaux. Mais si ces moyens évacuateurs suffisent aux intérêts de l'agriculture, ils laissent à désirer sous le rapport sanitaire. L'opération du desséchement s'effectue avec trop de lenteur, elle ne dure pas moins d'un mois. La masse des eaux ne peut s'écouler qu'incomplètement par les canaux. Une trop large part est laissée à l'évaporation. Disons même, en passant, qu'il existe des marais qui ne se dessèchent que par cette dernière voie. Tel est, par exemple, le bassin de Salliers, en Camargue, qui n'a point de canal de vidange. Toutes ces circonstances sont contraires à la salubrité et tous nos efforts doivent tendre à les modifier.

Il serait possible de diminuer considérablement la durée nécessaire au desséchement périodique, en établissant un système mieux combiné de canaux évacuateurs. D'après M. Estrangin (*Notice sur la*

(1) *Mémoire sur l'Organisation d'un syndicat général de Beaucaire à la mer*, page 8.

Camargue), le niveau moyen des terres au-dessus de l'étiage de la mer est d'à-peu-près 2 mètres ; celui des pâturages de 1 mètre 25 centimètres; celui des marais de 0 mètre 75 centimètres ; celui des étangs de 0 mètre 25 centimètres. La déclivité du sol, quoique peu sensible, est néanmoins suffisante sur certains points pour permettre d'ouvrir des canaux qui verseraient à la mer les eaux des marais et des étangs. Ils devraient se terminer du côté de la mer par des écluses soigneusement fermées pour s'opposer à l'invasion des flots de la Méditerranée, lorsque les vents d'est ou du midi les poussent avec force vers la terre. Il faudrait également défendre l'extrémité méridionale du littoral contre les eaux de cette mer par une digue dont l'utilité est reconnue par tous ceux qui se sont occupés de l'amélioration de cette contrée. A l'aide de tels moyens dirigés avec habileté, on obtiendra l'évacuation des eaux d'une manière plus prompte et plus complète, car alors on disposera du plus puissant de tous les récipients, la mer. Il est très-rare, d'après l'ingénieur Surell (1), que l'intumescence des flots se prolonge d'une manière continue au-delà de deux jours dans la période estivale, on suspendra l'opération du dessèchement dans ce court intervalle de temps. Tous ceux qui ont écrit sur le delta du Rhône, MM. de Rivière, Poulle, Estrangin, Surell, etc., etc., proclament

(1) *Mémoire sur le barrage du Petit-Rhône*, page 30.

l'importance de pareils travaux. Nous ne saurions trop les recommander à l'attention publique.

Il y aurait ensuite à exécuter dans l'enceinte même des marais des travaux qui doivent concourir avec ceux indiqués ci-dessus à accélérer la marche du desséchement. Il ne faudrait pas se borner, comme on le fait maintenant, à entourer le marais d'une simple rigole destinée à recevoir les eaux pour les jeter dans les canaux évacuateurs. Il est facile de comprendre qu'en procédant ainsi sur des terrains plats d'une grande étendue, l'évacuation des eaux ne peut se faire que d'une manière lente et incomplète, soit parce que la pente est peu marquée, soit à cause de certaines inégalités du sol. Pour obvier à cet inconvénient, il faudrait creuser de petites rigoles qui, partant de divers points de la rigole de ceinture, se dirigeraient vers le centre du marais et constitueraient tout autant de voies faciles ouvertes à l'eau et surtout à la partie de ce liquide, dont on ne peut se débarrasser actuellement que par l'évaporation, après un laps de temps plus ou moins considérable, ce qui peut favoriser la putréfaction et le développement des miasmes.

Nous ne mettons pas en doute que si on ajoutait tous ces perfectionnements au système de desséchement actuel dont l'insuffisance est démontrée, on ne pût obtenir l'évacuation de la masse des eaux dans un espace de temps moitié moindre. Il résulterait de là que dans la première quinzaine du mois de juillet l'action délétère des marais se trouverait presque subitement anéantie au moment où elle va prendre de l'intensité et répandre aux environs ses funestes effets.

Les habitants de ces contrées auraient en conséquence peu à redouter le voisinage des marais placés dans de telles conditions, et d'un autre côté, l'exploitation en serait plus facile. On augmenterait la production des roseaux indispensables pour l'agriculture de la presque totalité de l'arrondissement de Nimes. Les marais exploités de cette manière ont de la valeur et ne rapportent guère moins dans les circonstances favorables qu'une terre ordinaire. On voit donc quels sont les avantages que l'on retirerait, sous tous les rapports, de ces améliorations.

N'est-il pas suffisamment démontré que non-seulement nous devons laisser subsister les marais modifiés ainsi que nous venons de l'indiquer, mais encore qu'il faut en créer de nouveaux, lorsqu'il y a possibilité, sur tous les points du littoral occupés par des eaux stagnantes. Ce moyen est le seul qui puisse à la fois assainir et donner de la valeur à ces terrains. Cette transformation est le premier pas fait vers le progrès sanitaire et agricole. Plus tard, lorsque les irrigations auront fait disparaître le sel dont ces terrains sont imprégnés, et que la nature, par son travail lent mais incessant, aura exhaussé le sol avec les débris des végétaux qui croissent à sa surface et avec les dépôts d'alluvions laissés par les eaux, on pourra convertir ces marais en belles prairies et enfin en terres à blé, et on parcourra ainsi successivement toutes les phases de l'amélioration dont ces terrains sont susceptibles.

Art. 2.

Des Etangs.

Quand on aura appliqué d'une manière générale le système des irrigations régulières et du desséchement périodique à tous les terrains bas qui ont assez de pente pour s'écouler naturellement à un récipient quelconque, il restera à améliorer les étangs. Nous savons que ceux-ci, pendant une partie de l'année sont nécessaires à l'écoulement des eaux pluviales et superflues des irrigations, mais que lorsque l'été arrive, l'infiltration et l'évaporation dépassant de beaucoup la quantité d'eau pluviale : ce liquide s'abaisse graduellement, laisse à découvert de grandes surfaces, et que c'est là ce qui constitue la principale cause de l'insalubrité. Il faudrait donc pouvoir dessécher les étangs en même temps que les marais. Mais les difficultés que nous avons rencontrées dans ceux-ci, pour arriver à ce but, seraient bien plus grandes encore dans les étangs dont le niveau est inférieur. Cette entreprise est bien au-dessous des ressources et de la puissance des populations. Dans ce cas, pourquoi n'appliquerions-nous pas ici le procédé dont on se sert dans les marais Pontins et dans certains marais de la Bresse, et qui consiste à étouffer, pendant les époques de chaleur, les miasmes sous une plus forte couche d'eau.

Dans son *Mémoire sur l'amélioration de la Camargue*, M. de Rivière a déjà parlé de ce moyen. Il propose de convertir les fonds de cuve que l'on rencontre dans cette île en étangs poissonneux, complètement submergés toute l'année. Cette méthode sera très-favorable à l'assainissement si l'on entretient continuellement sur toute la surface de l'étang une masse d'eau de 1 mètre à 1 mètre trente centimètres, quelquefois renouvelée, du moins partiellement. Elle offrira un produit immédiat, et si l'eau introduite est un peu limoneuse, elle exhaussera peu à peu le sol de manière à ce qu'il puisse être complètement desséché par la suite.

Ce régime, plus facile à obtenir et beaucoup moins dispendieux que le desséchement, est en même temps compatible avec un bon état sanitaire. On devra donc l'appliquer à tous les étangs du littoral; ainsi tandis que pendant l'été on dessèche les marais, il faut au contraire verser de l'eau dans les étangs, afin qu'ils soient continuellement dans un état de submersion complète.

Dans les circonstances actuelles, il serait impossible de remplir exactement ces précautions sanitaires, avec les eaux dérivées du Rhône. La période estivale correspond au plus bas étiage du fleuve, et quoique ces étangs occupent les points les plus bas, on ne pourrait y verser de l'eau d'une manière continue et l'élever à une hauteur suffisante pour atteindre le but que l'on se propose. On ne pourra compter sur une application facile et vraiment efficace de cette méthode, que lorsqu'on aura exécuté sur le Rhône les grands travaux qui seuls peuvent permettre d'utiliser les eaux de ce fleuve pour les besoins de l'agriculture et de l'assainissement de cette contrée (1).

Pour bien établir ce régime, il faudrait commencer par circonscrire les étangs au moyen d'une digue qui les défendrait extérieurement contre l'invasion des eaux de la mer, tandis qu'elle servirait à contenir les eaux douces que l'on verserait à l'intérieur. On disposerait un système de vannes mobiles sur les points de la digue qui correspondraient aux canaux ou aux graux creusés pour mettre ces étangs en communication avec la mer. Ces vannes seraient soigneusement fermées pendant les hautes marées, tandis qu'à la basse mer on les ouvrirait pour laisser échapper l'eau qui aurait séjourné pendant quelque temps dans les étangs. On établirait de cette manière une espèce de courant du Rhône à la mer, ce qui serait très-avantageux, soit pour la salubrité,

(1) Il existe sur ce sujet un grand nombre de projets; les principaux sont ceux de MM. Poulle et Surell.

soit pour le colmatage. Pour favoriser cette dernière opération, on pourrait mettre à profit les crues du Rhône qui surviennent en été à la suite des orages qui éclatent dans les montagnes et qui amènent des eaux bourbeuses.

Quant aux vastes étangs du littoral qu'il ne serait pas possible de soumettre à la submersion par l'eau douce, soit à cause de leur éloignement du Rhône, soit parce que, à cause de leur capacité, ce fleuve ne pourrait leur fournir pendant l'été une quantité d'eau suffisante pour les alimenter; quant à ceux-ci, dis-je, il y aurait un autre système d'assainissement (1). On le trouve exposé dans l'ouvrage du docteur Jules Teissier (2). Il conviendrait de favoriser l'agitation et le renouvellement de leurs eaux du côté de la mer par l'élargissement et l'approfondissement des graux. Après avoir convenablement élargi et approfondi les graux, on pourrait y placer, dans la situation la plus convenable, des portes ou écluses qu'on ouvrirait et fermerait à volonté, afin de permettre la communication de la mer pendant le flux et d'empêcher le retour de ces eaux pendant le reflux ou lorsque les vents de terre soufflent pendant longtemps et mettent à découvert la vase infecte des étangs. Du côté de la terre, on procè-

(1) Ce sont ceux surtout qui bordent le littoral du département de l'Hérault.

(2) *Loc. cit.*, page 436.

derait au colmatage à l'aide des eaux troubles des rivières et des torrents voisins pendant la saison pluvieuse.

Pérols a vu à une époque le nombre de ses habitants successivement réduit à un tiers, et aurait même indubitablement perdu sa population entière, sans les travaux ordonnés par l'administration puissante de Napoléon, pour ouvrir la communication interrompue de ses étangs avec la mer (1).

C'est donc par la profonde submersion et par le fréquent renouvellement des eaux pendant l'été, que l'on parviendra à rendre les fonds indesséchables beaucoup moins nuisibles pour la santé publique, en même temps que plus productifs, car ils seront mieux appropriés à la pisciculture. Actuellement l'eau des étangs acquiert en été, par l'évaporation, une salure excessive qui fait périr tous les poissons, tandis que lorsqu'ils recevront des eaux plus pures et plus abondantes, il sera facile de les peupler de toute espèce de poissons par les procédés artificiels de reproduction si bien connus de nos jours. La pêche y sera certainement d'un très-bon produit, et c'est là le parti le plus avantageux que l'on puisse tirer de longtemps de ce genre de propriété.

Nous avons cru utile de faire connaître à nos lecteurs le mouvement de la population de Fron-

(1) Jules Teissier, *loc. cit.* pag. 426

tignan, qui est la ville du littoral la plus voisine des marécages et des étangs et celle où la maladie endémique a conservé le plus d'intensité :

TABLEAU DES NAISSANCES ET DES DÉCÈS DANS LA VILLE DE FRONTIGNAN.

Population : 2,100.

ANNÉES.	NAISSANCES.	DÉCÈS.
1845	72	72
1846	83	102
1847	87	61
1848	84	75
1849	76	75
1850	89	67
1851	66	51
Total.....	557	503

D'après les chiffres ci-dessus, nous trouvons un excédant des naissances sur les décès ; quelque faible qu'il soit, il indique qu'il y a eu progrès dans l'intérêt de la santé publique, puisque nous avons vu que pendant bien longtemps la population avait suivi une progression décroissante. Ce résultat est dû d'abord à ce qu'on a comblé les fossés des remparts et fait disparaître certaines mares d'eau stagnante qui enveloppaient la ville; on doit l'attribuer aussi à ce qu'on observe mieux de nos jours les mesures hygiéniques qui peuvent mettre à l'abri de la maladie endémique, et que puis, dans tous les cas, lorsque cette maladie se déclare, on a pour la combattre un remède héroïque. Aussi, répétons ce que nous avons déjà dit, c'est-à-dire qu'on meurt rarement aujourd'hui dans notre pays à la suite des fièvres paludéennes. Frontignan nous en fournit une nouvelle preuve; car cette ville, qui est située au milieu des marécages et des étangs, et qui est plus insalubre qu'Aiguesmortes et que St-Gilles où les marais sont desséchés périodiquement, offre cependant encore une mortalité moindre qu'Uzès et le Vigan.

N'est-ce pas le cas d'insister plus fortement que jamais sur ce fait déjà exprimé, que la maladie endémique paraît exclure de ces contrées certains états morbides, tels que la phthisie et la fièvre typhoïde que l'on observe dans les localités placées en dehors de l'action marécageuse, et qui sont plus redoutables pour ces dernières que ne l'est la fièvre intermittente chez les autres, parce que la thérapeutique ne possède pas encore un remède spécifique contre elles.

Art. 3.

Conclusion.

Il résulte de tout ce qui précède, que la solution de l'important problème qui nous occupe se trouve dans une habile application des irrigations régulièlières et du desséchement périodique des marais combinée avec la submersion complète des étangs par l'eau douce que l'on substituera à l'eau salée autant que possible. Il est inutile de rappeler qu'il est essentiel d'éviter leur mélange lorsqu'on peut s'y opposer. On agira ainsi sur le foyer miasmatique par les moyens les plus efficaces pour arriver avec promptitude au perfectionnement sanitaire et agricole dont ce pays est susceptible. S'il est téméraire de compter sur la suppression définitive des causes de la maladie endémique, on peut au moins espérer de les modifier si profondément qu'il sera facile de s'y soustraire en tout temps par l'observation des règles hygiéniques les plus vulgaires (1). Les popula-

(1) Les soins hygiéniques qui conviennent à l'habitant des marais sont trop connus pour qu'il soit nécessaire de les rappeler ici. Nous ferons à ce sujet une seule observation relative à l'eau servant de boisson. M. Boudin (*Des Fièvres int.*, page 63 et suiv.) pense que la matière paludéenne peut s'introduire dans l'économie dissoute dans l'eau. Il cite à l'appui

tions voisines n'auront plus dès-lors, pour leur santé et pour leur vie, les craintes qui les éloignent de ces contrées; elles viendront avec sécurité se livrer aux améliorations agricoles qui doivent rendre la fertilité à cette immense plaine.

FIN DE LA PREMIÈRE PARTIE.

de son opinion plusieurs faits qui paraissent concluants. Il sera donc essentiel, ce que l'on observe au reste généralement aujourd'hui, de n'employer pour la boisson que l'eau puisée au Rhône ou bien celle du fleuve qui arrive par les roubines. L'eau des puits qui existent dans la plaine et sur la lisière des marais doit être proscrite rigoureusement de la consommation.

Il n'avait point échappé au génie d'Hippocrate que l'usage des eaux marécageuses provoque le développement anormal de la rate *(bibentibus constat splenes esse magnos et plenos)* et que ces mêmes eaux engendrent, avec l'augmentation des chaleurs de l'année, des fièvres graves.

(Chapitre de *naturâ palustrium aquarum*, du livre d'Hippocrate : *De aere, aquis et locis.*)

DEUXIEME PARTIE.

DE L'AMÉLIORATION AGRICOLE.

CHAPITRE Ier.

De la nature du terrain et de quelques particularités qui lui sont relatives.

Dans ce pays trop peu connu et beaucoup trop calomnié au point de vue sanitaire, puisqu'on continue de nos jours à le rendre responsable des mêmes torts que dans le passé, dans ce pays, dis-je, l'agriculture est encore subordonnée aux conséquences de l'insalubrité qui y régnait jadis; on y trouve une population clair-semée, peu de villes ou de villages, et par conséquent de très-grands domaines, et sur ces grands domaines de petites surfaces cultivées, le reste est abandonné à la dépaissance des bestiaux.

ARTICLE PREMIER.

Des terres voisines du Rhône.

Les terres cultivées produisent généralement des céréales et sur quelques points des luzernes. Les meilleurs fonds sont situés sur les rives du Rhône. Ils se composent d'argile et d'autres terres accidentellement mélangées aux sables qui en forment la base et contiennent la proportion relativement la plus considérable d'humus : ils allient à leur perméabilité naturelle si favorable à l'infiltration des eaux et à la facilité des labours, la consistance convenable à la végétation. Ils sont propres à toute espèce de culture.

ART. 2.

Des terrains salifères.

Les autres sols, à mesure qu'on s'éloigne du fleuve, sont généralement de nature argileuse et reposent sur une couche imperméable de limon argilo-calcaire. Toutes les terres de cette catégorie, comme tous les fonds argileux de tous les pays, sont d'une culture difficile, se durcissent et se fendent par la sécheresse, se mettent en pâte tenace et glissante par l'humidité. Ils présentent en outre une particularité qui est la circonstance la plus défavorable pour les récoltes ; ils sont imprégnés d'une quantité plus ou moins considérable de sels marins qui, dans certaines conditions atmosphériques, donnent au sol une salure assez prononcée pour nuire à la végétation et même quelquefois pour la rendre impossible. Ce dernier phénomène joue un rôle très-important dans l'agriculture de ces contrées et mérite un examen approfondi. Nous allons l'étudier avec soin (1).

Voici ce que dit M. de Gasparin sur les terrains salifères de la Camargue, dans un Mémoire lu à l'Académie des sciences :

« Il y a des terrains bas dans lesquels la couche superficielle est presque du sel pur ; ces terrains paraissent à l'œil comme couverts de neige brillante au soleil et repoussent toute végétation. A un niveau un peu plus élevé se trouvent des pâturages où des graminées végètent à travers les couches de salicornes ; ils contiennent 2[16 pour cent de chlorures ; les terrains cultivés les plus salés présentent

(1) Nous avons emprunté la plupart des détails précédents sur la nature du sol à l'ouvrage de M. de Rivière, déjà cité, page 49.

des places où la dose de ces sels est de 1[22 pour cent. »

Ces places, habituellement humides et imprégnées d'une forte quantité de sel, que l'on remarque au milieu d'une terre sèche et d'une faible salure, et qui semblent faire tache à la surface du sol, sont appelées vulgairement *sansouïres*; leur humidité est due à l'efflorescence du sel qui absorbe la vapeur d'eau contenue dans l'air. Elles sont un signe certain de la salure du sol.

Art. 3.

Origine du sel.

La cause qui a pu occasionner cette salure a été interprétée de diverses manières. Les uns l'attribuent au sel déposé originairement par la mer, lors de sa retraite; d'autres l'expliquent par la filtration des eaux de la mer à travers le sable marin qui fait la base des terrains de la Camargue, et se trouve partout au-dessous des couches déposées par les alluvions du fleuve. Tandis que d'après M. de Gasparin, ce phénomène serait dû à une couche d'eau salifère existant sous le sol, et qui se trouve alimentée par des sources salées souterraines qui s'écoulent vers la mer. Selon lui, le problême de la dessalation définitive du delta du Rhône et des autres terres salifères de la Méditerranée est insoluble.

La première de ces origines nous paraît la plus probable. Nous n'entreprendrons pas d'exposer les raisons que l'on peut faire valoir pour ou contre chacune d'elles. Cette discussion nous entraînerait trop loin sans éclairer un fait qu'il est difficile d'établir et dont la connaissance ne nous est pas indispensable, au reste, pour poursuivre notre tâche.

Art. 4.

Effets nuisibles du sel et de la sécheresse.

Sans demander au sel d'où il vient, examinons donc, ce qui est plus essentiel pour nous, comment il se comporte dans ces terrains et quels sont les effets agricoles qu'il y produit ? Voici ce qui se passe dans les terres où l'on remarque de la salure : l'eau remontant par capillarité du sein de la terre, amène les chlorures solubles et les dépose quand elle s'évapore à la surface du sol. C'est surtout avec un temps sec et chaud que la force ascensionnelle de l'eau par la capillarité augmente et qu'il se dépose d'autant plus de sel que l'évaporation est plus rapide. Le sel mis à nu par ce mécanisme est nuisible à la végétation.

Il a pour principal inconvénient (1) d'augmenter la sécheresse, parce qu'étant beaucoup plus

(1) Gasparin, *loc. cit.*

hygroscopique qu'elle, il s'empare de tous les restes d'humidité qui y sont contenus, et ne s'en laisse pas dépouiller par les organes des plantes. Ainsi les semailles d'automne ne germent pas sur un terrain sec s'il est trop salé. On dit que le sel brûle les semences, il ne fait que les dessécher, et si une pluie ne survient pas à propos, le succès de la culture est compromis. Si le printemps est sec, la surface du terrain se dessèche, et les plantes souffrent visiblement beaucoup. Si l'on cherche alors la quantité d'eau contenue dans le sol, on la trouve autant et plus considérable que dans les terres non salées; mais c'est le sel qui, plus hygroscopique que les tissus des plantes, leur enlève une partie de leur propre humidité. Lorsque, au contraire, le printemps est médiocrement humide, la végétation est remarquable sur ces terrains imprégnés de sel.

Mais si dans le climat du midi de la France on peut encore espérer des printemps modérément humides, les étés qui reçoivent une quantité suffisante de pluie sont extrêmement rares; d'où il suit, nécessairement, que le plus souvent la récolte des céréales souffre beaucoup dans les terres salifères et s'y trouve même quelquefois gravement compromise, tandis que si les circonstances sont favorables, on y obtient des produits énormes.

Les tiges des céréales acquièrent une solidité qui les met généralement à l'abri du versement, la fructification est toujours assurée, le grain est net et d'une beauté remarquable. Nous savons combien sont recherchés par les boulangers de Nimes et des villes voisines les blés de cette contrée.

La sécheresse du climat et la salure du sol sont donc les deux écueils de l'agriculture.

La sécheresse, en favorisant l'évaporation, active l'ascension du sel et devient la cause occasionnelle de la salure.

La salure, à son tour, augmente la sécheresse à cause de la propriété hygroscopique du sel.

Ces deux circonstances inséparables, puisque l'une est à la fois cause et effet de l'autre, ont une action désastreuse sur la végétation. Elles ont de tout temps préoccupé les agriculteurs qui s'efforcent, dans ces contrées, de les combattre par des cultures et des moyens appropriés.

CHAPITRE II.

Des moyens de remédier à la salure des terres et à la sécheresse.

Article Premier.

Labours fréquents. — Moyens employés jusqu'à ce jour.

On remédie à la salure du sol en le divisant pour le rendre perméable aux pluies, en rompant, par des labours fréquents, la continuité des couches supérieures et les interstices capillaires pour empêcher l'évaporation de l'eau qui remonte des couches inférieures. C'est dans ce but que l'on cultive la terre en jachère. M. de Gasparin a trouvé que la terre travaillée de cette manière ne contenait plus que 0,001 de sel, tandis que le sous-sol, non soulevé par la charrue, en contenait 0,01 ; les eaux de pluie avaient dépouillé les guérets de 0,9 de leur sel.

Art. 2.

Recouvrir les terres ensemencées avec la litière.

Un autre moyen généralement employé consiste à couvrir les surfaces ensemencées avec la litière que l'on retire des marais. Cette couche de végétaux empêche la dessication absolue du sol et prévient l'ascension de nouvelle eau qui viendrait ajouter sa salure à celle de l'eau qui le mouille.

Ce ne sont là que de faibles ressources pour s'opposer à la rapidité de l'évaporation et à l'arrivée du sel à la surface. Pendant les années de sécheresse si fréquentes dans ce pays, on ne constate que trop souvent l'insuffisance de ces palliatifs pour protéger les récoltes dont l'importance varie comme de un à quatre, suivant que l'année est sèche ou pluvieuse.

Art. 3.

Moyens nouveaux. — De l'irrigation.

Un moyen beaucoup plus puissant pour combattre ces imperfections du climat et du sol, c'est l'irrigation. Dès que l'on peut se procurer de l'eau par une irrigation continue qui maintienne les terres dans un état de fraîcheur habituel, on obtient des produits abondants et d'une grande beauté.

L'irrigation par l'eau douce, dit M. de Gasparin (1), dissout les sels déposés à la surface, et les entraîne par les fossés d'écoulement. C'est ainsi qu'agissent les arrosages dans les jardins potagers où ils sont répétés assez souvent pour que l'ascension capillaire n'ait pu produire une accumulation nuisible de sels. C'est ainsi qu'ils agiraient sur des prairies qui seraient soumises à une irrigation régulière et souvent réitérée.

Quand les arrosages sont moins fréquents, ils sont, en été, l'agent le plus puissant pour faire remonter le sel. Ainsi, soit une prairie desséchée par le soleil, vous la couvrez d'eau en juillet et en août, et vous êtes certain de voir le sel remonter en abon-

(1) *Loc. cit.*

dance dans les couches supérieures du sol, si ce n'est à la surface.

Voici alors ce qui se passe :

Le sol est desséché jusqu'à une profondeur d'autant plus grande que la source d'où il tire son humidité baisse, dans cette saison, et que la chaleur en pénétrant dans l'intérieur, provoque une évaporation de plus en plus profonde. Mais si nous abaissons la température du terrain, l'eau qui monte toujours par capillarité cesse de s'évaporer dans les couches inférieures ; elle remonte vers la surface et le sel avec elle. Or, l'effet d'une forte irrigation d'été est précisément d'abaisser rapidement et considérablement la température par l'évaporation. C'est ainsi qu'agissent les arrosages discontinus sur les terres sèches, et c'est cet effet qui a conduit un grand nombre de fermiers à abandonner l'usage d'arroser les luzernes qui ne devaient recevoir qu'une seule irrigation par mois.

M. de Gasparin vient de nous dire ce que l'on peut obtenir par les irrigations, lorsqu'on emploie judicieusement l'eau, sur les terrains salifères. Les observations qu'il présente à cet égard sont d'une haute importance. Nous avons cru devoir les rapporter, parce qu'elles seront le guide le plus sûr pour diriger celui qui veut faire usage de l'irrigation.

On trouve dans une relation sur l'état de l'agriture dans le sud-est de la France en 1851, les paroles suivantes du même auteur :

« Dans le midi, en particulier, les progrès agricoles tiennent essentiellement à l'extension des irrigations. Sans elles, les récoltes fourragères sont trop incertaines pour qu'on les étende beaucoup ; de là, pénurie de bestiaux et d'engrais. L'exécution des nouveaux canaux d'arrosage tient au retour de la sécurité publique. Que l'on nous fasse de la bonne politique, nous ferons de la bonne agriculture. »

Il n'existe nulle part un pays où ce besoin se fasse mieux sentir que dans le nôtre. On peut dire que l'irrigation est la condition *sine quâ non* de sa prospérité.

Dans une *Notice sur la Camargue*, M. Estrangin (1) s'écrie de son côté :

« L'expérience, d'accord à ce sujet avec la théorie, l'a démontré, l'irrigation est le grand moyen d'améliorer la Camargue.

» L'irrigation, toujours utile en agriculture, devient chaque jour dans cette île plus rigoureusement indispensable. Les récoltes ne diminuent, les pâturages ne s'amaigrissent que sur les points qui ne peuvent être fréquemment arrosés.

» Ce n'est que par l'irrigation que l'agriculture peut faire fondre et disparaître le sel marin dont le sol est profondément imprégné.

» Ce n'est que par l'irrigation qu'on peut colmater le sol. »

(1) Estrangin, *Notice sur la Camargue*, page 23.

Dans son ouvrage, M. de Rivière cite, à la page 173, un riche fermier de Camargue qui ne devait les belles récoltes qu'il obtenait toujours, qu'à l'usage qu'il avait adopté d'arroser les blés à quelque époque de l'hiver ou du printemps que la hauteur du fleuve le lui permît.

Ainsi donc tout le monde comprend aujourd'hui que l'arrosage est le plus énergique agent d'amélioration. De là dépend l'avenir de ce pays. Les irrigations triompheront, sans aucun doute, des mauvaises conditions locales et mettront en jeu la puissance naturelle de ce sol, qui peut venir comparable à tant d'autres terrains de même formation, si fameux par leur fertilité.

Art. 4.

Du Drainage.

Tel était l'état de la question lorsque M. de Rivière, que nous trouvons toujours en première ligne quand il s'agit de progrès agricoles, a pensé qu'il serait possible d'arriver beaucoup plus rapidement à de si grands résultats en combinant avec les irrigations un moyen employé en Angleterre, et dont plusieurs essais avantageux ont déjà eu lieu en France, nous voulons parler du drainage. Drainage, en anglais, signifie écoulement. De tout temps l'écoulement des eaux surabondantes a été pour l'agriculture anglaise, et surtout dans les sols tenaces, la principale difficulté. On n'avait jusqu'ici employé, pour s'en débarrasser, que de moyens imparfaits ; le problème est aujourd'hui tout-à-fait résolu:

« Prenez ce pot de fleurs, disait dernièrement en France un président de comice ; pourquoi ce petit trou au fond ?

» Pour renouveler l'eau.

» Et pourquoi renouveler l'eau ?

» Parce qu'elle donne la vie ou la mort ; la vie, lorsqu'elle ne fait que traverser la couche de terre, car elle lui abandonne les principes fécondants qu'elle porte avec elle, et rend solubles les aliments destinés à nourrir la plante ; la mort, au contraire, lorsqu'elle séjourne dans le pot, car elle ne tarde pas à se corrompre et à pourrir les racines, et elle empêche l'eau nouvelle d'y pénétrer. »

La théorie du drainage est tout entière dans cette image pittoresque. L'invention nouvelle consiste à employer, pour effectuer l'écoulement des eaux, au lieu de fossés ouverts et de tranchées remplies de pierres ou de fascines, procédés connus même des anciens, des tuyaux cylindriques de terre cuite, de quelques décimètres de longueur, et placés bout à bout au fond de rigoles couvertes de terre. On ne comprend pas d'abord, quand on n'a pas vu l'effet de ces tuyaux, comment l'eau peut s'y rendre et s'échapper ; mais, dès qu'on a vu une terre drainée, on ne peut plus conserver le moindre doute. Les tuyaux font l'office du petit trou toujours ouvert au fond du pot de fleurs ; ils appellent l'eau, qui y arrive de toutes parts, et la portent au dehors, soit dans des puisards, soit dans des rigoles d'écoulement, quand la pente des terrains s'y prête. Ces tuyaux sont faits avec des machines qui en rendent la fabrication peu dispendieuse. On les choisit d'un diamètre plus ou moins large; on les pose dans des rigoles plus ou moins profondes et plus ou moins rapprochées, suivant la nature du sol et la quantité des eaux à écouler. L'ensemble du travail, pour achat et pose, coûte en moyenne 250 fr. par hectare ; il est maintenant généralement reconnu que c'est de l'argent placé à 10 pour cent, et les fermiers ne refusent à-peu-près nulle part d'ajouter à leur bail 5 pour cent par an de la somme consacrée par leurs propriétaires au drainage de leurs champs.

Maintenant que nous avons exposé sommairement, d'après M. Léonce de Lavergne (1), ce que c'est que le drainage, voyons quelle sera son utilité pour notre pays.

« On s'occupe beaucoup en ce moment, dit M. de Rivière, de propager le drainage en France (2). Déjà l'agriculture anglaise y a trouvé une source de profits très-considerables, des localités où l'hectare ne s'affermait que 15 ou 20 francs, ont vu, par

(1) *Revue des Deux-Mondes*, 15 avril 1853, page 263.

(2) *Endiguement, assainissement et fertilisation de la Camargue*, par M. le baron de Rivière.

ce moyen, porter cette valeur locative à 100 et 150 francs.

Nulle part cette pratique ne me paraît mieux applicable qu'ici. Il me tarde qu'on en fasse l'épreuve ; je ne serai pas des derniers à la tenter. Voici comment il me paraît qu'on devrait procéder :

Nos pâturages bas et nos terrains salants seraient divisés par des fossés en clos, de trois ou quatre hectares. Ensuite, de quatre en quatre mètres, des lignes de tuyaux de drainage parallèles, aboutissant par leurs extrémités aux fossés, seraient placés à une profondeur de quarante ou cinquante centimètres.

Lors des pluies d'automne, l'eau retenue par les berges des fossés s'infiltrerait dans le sol et s'écoulerait goutte à goutte dans ces mêmes fossés par les tuyaux de drainage. Il en résulterait, au bout d'un certain temps, une sorte de lessive de la couche du sol superposée au drain, qui débarrasserait cette couche de l'excès de sel qui la rend stérile.

Ce lessivage serait bien plus prompt encore lorsqu'on pourrait submerger souvent la surface avec l'eau du Rhône.

Un autre avantage que procurerait le drainage dans ces localités, ce serait de donner le moyen d'arroser économiquement, par les racines, ces mêmes clos, tout simplement en remplissant ces fossés d'eau du Rhône, chose toujours facile, puisque je les ai supposés dans les parties les plus basses de la Camargue.

On connaît, par les expériences faites et répétées dans plusieurs localités, les miracles de végétation qu'on obtient par ce mode d'arrosage. Nous-même, dans notre pratique agricole, nous avons éprouvé fréquemment l'effet de l'infiltration de l'eau douce tout le long des dérivations du Rhône.

Il me paraît indubitable que les drains, transformés en conduits d'irrigation souterraine, produiraient des résultats analogues. De plus, les tuyaux de drainage serviraient de conducteur aux agents atmosphériques (l'humidité, l'oxigène, l'azote, l'acide carbonique, l'électricité, le calorique), pour pénétrer le sous-sol, l'amender et agir constamment, par les racines, sur les plantes confiées à la terre.

Enfin, il est démontré par l'expérience qu'on en a faite en Angleterre, que le drainage assainit le climat pour les hommes et pour les animaux. Plus ou presque plus de cachexie aqueuse (gamure), ni de fièvres intermittentes dans les pays drainés.

Les personnes qui ne sont pas au courant de ce qu'on a fait, dit et écrit sur le drainage, pourraient s'effrayer de la dépense qu'entraînerait cette opération. Voici, pour les rassurer, des chiffres positifs, d'où il résulte qu'elle coûterait moins qu'un simple emborage, tel que nous le pratiquons dan les terres salantes, pour donner à un ensemencement de céréales quelques chances de réussite, tandis qu'on produirait, en drainant, une amélioration permanente, si l'expérience que je propose d'en faire réussissait, comme je n'en doute pas.

Un mètre de tubes à drainer, fabriqué à l'aide des machines inventées pour cela, ne coûte que 3 c. Il n'en coûterait pas davantage pour le placer à la profondeur que je propose. Six centimes par mètre courant font six francs par cent mètres, et comme, pour un hectare, il faudrait 24 à 25 lignes de cent mètres de longueur, distantes l'une de l'autre de quatre mètres, l'hectare ne coûterait que cent cinquante francs (1).

Si je ne fais pas entrer en ligne de compte les fossés de ceinture dont j'ai parlé plus haut, c'est qu'ils sont indispensables dans les terrains plats, quelque système qu'on adopte pour mettre le terrain en culture. Il serait impossible, sans cela, de l'égoutter en automne pour l'ensemencer. »

Voilà déjà un aperçu ingénieux sur l'efficacité de cette méthode pour combattre, dans notre pays, les deux causes destructrices de la végéta-

(1) D'après M. de Rivière, les frais d'établissement du drainage seraient moindres chez nous qu'en Angleterre, puisque nous avons vu que dans ce pays on les évalue en moyenne à 2 50 fr. par hectare, au lieu de 150 fr. Cette différence de prix tient à ce que, dans nos terrains d'alluvion, les travaux à exécuter pour l'application de cette méthode sont d'une plus grande simplicité que sur le sol britannique.

tion, la salure et la sécheresse. Son application sera surtout utile dans les terres argileuses qui sont les plus susceptibles de l'ascension capillaire et celles que l'infiltration des eaux pluviales lessive le plus difficilement, parce qu'elles sont peu perméables. Nous ne donnerons pas d'autre preuve de leur imperméabilité que ce qui s'est passé à l'époque des inondations du Rhône de 1840-1841 et 1843. Les propriétaires qui, dans ces malheureuses conjonctures, eurent à subir des pertes énormes, croyaient en être dédommagés dans l'avenir, pensant que le terrain qui fut recouvert à trois reprises différentes pendant plusieurs mois consécutifs, par l'eau douce sans cesse renouvelée, aurait subi une amélioration notable qui leur laissait entrevoir d'abondantes récoltes. Cette espérance fut mal fondée, car, à l'exception de quelques terrains privilégiés qui répondirent à l'attente des propriétaires, parce qu'ils se trouvaient à une petite distance des brèches et reçurent une épaisse couche de limon (1); le sol, partout ailleurs, non-seulement ne perdit rien de sa salure, mais encore il fut dépouillé des parties les plus dé-

(1) Ces terrains sont situés entre Beaucaire et Bellegarde, dans cette dernière commune. Placés en dehors des courants et assez distants des brèches pour que les sables n'aient pu être entraînés jusqu'à eux ; ils furent seuls dotés par les eaux d'une couche épaisse d'alluvion. Aussi de simples marécages a-t-on pu les convertir depuis lors en belles luzernières et excellentes terres à blé ?

liées, ainsi que des engrais qui en occupaient la surface, et se trouva dans des conditions moins favorables à la végétation. Tout le monde sait que les récoltes ont été généralement mauvaises pendant plusieurs années après les inondations.

La réapparition du sel après un séjour si prolongé de l'eau, n'indique-t-elle pas la difficulté que ce liquide rencontre pour pénétrer ces terrains et pour entraîner avec lui dans le sein de la terre le principe salé? Il n'en sera pas ainsi avec le drainage qui permettra la complète infiltration de l'eau et la disparition du sel, surtout si le terrain peut, en outre, être irrigué.

Il conviendra d'appliquer ici, en vue de la dessalation, la méthode de drainage de **M.** Smith, de Deanston (1), qui consiste à ne laisser aucune rigole ou raie de charrue ouverte sur le champ, afin de s'opposer le plus possible à l'écoulement de l'eau hors le champ; il désire qu'en s'infiltrant dans le sol pour arriver aux rigoles couvertes, elle y dépose non-seulement les parties fertilisantes qu'elle a apportées de l'atmosphère, mais encore celle dont elle a pu se charger en tombant sur la terre; aussi sort-elle pure des rigoles bien faites (2). L'infiltration de l'eau qui n'enlève plus de parties fertiles, et la

(1) Extrait du *Voyage agricole*, de M. de Gourcy.

(2) Dans les terrains salifères elle aura en outre l'immense avantage d'entraîner le sel.

perméabilité de la terre qui la réchauffe, sont les causes principales de la grande augmentation des récoltes, qui est le résultat de l'assainissement complet.

On devra remarquer, pour peu qu'on y fasse attention, que les terres les plus productives sont celles dont le sous-sol est perméable; on augmentera donc, par le drainage, de beaucoup le produit d'une terre qui souffrait auparavant de la présence de l'eau. On a remarqué que le sous-sol des terres assainies se trouvait, au bout d'un certain nombre d'années, singulièrement amélioré, ce qui provient de ce que l'air a pu, depuis que l'eau a été éloignée, pénétrer dans la terre et la réchauffer. Lorsque le sous-sol n'est plus imprégné d'eau, les racines des plantes qu'on y cultive y pénètrent plus ou moins profondément et s'y pourrissent à la longue; elles contribuent ainsi à son amélioration. Le produit des récoltes se trouve ainsi beaucoup augmenté par la facilité donnée aux plantes d'enfoncer leurs racines à plusieurs pieds de profondeur, tandis que précédemment elles ne pouvaient y penétrer que de 16 à 22 centimètres.

Les terres qui souffrent le plus de l'humidité souffrent aussi le plus de la sécheresse; le drainage, en les débarrassant de l'excès de l'humidité, les empêche donc aussi de souffrir autant de la sécheresse. Les champs drainés se cultivent non-seulement plus facilement, mais encore beaucoup plus tôt après la pluie, ce qui permet, au printemps, des semences bien plus hâtives, par conséquent bien plus abondantes, cela surtout dans les climats où l'on souffre fréquemment des sécheresses dans la belle saison, ce qui empêche souvent les grains de printemps d'y prospérer.

On a remarqué que si les plantations d'arbres profitent de 3 pour 100 par an dans une terre humide, elles augmentent de 6 pour 100 dans la même terre une fois qu'elle a été drainée; et si le terrain peut, en outre, être irrigué, l'accroissement annuel pourra arriver à 12 pour 100. Ceux qui connaissent la luxuriante végétation des rives du Rhône et de tous les points du delta où l'on a introduit l'eau douce, comprendront facilement ce que l'on est en droit d'attendre dans ce pays de l'application de cette méthode. Nulle part, il ne sera possible d'obtenir en moins de temps un développement plus complet, soit des arbres que l'on cultive en vue du rapport, soit de ceux qui sont destinés à orner les parcs et les jardins. On arrivera ainsi à se créer vite de belles maisons de campagne.

Tout terrain qui se fend et durcit outre mesure pendant les sécheresses, témoigne par là du besoin qu'il a d'être drainé. Pour s'assurer de l'utilité du drainage, ainsi que de la profondeur à laquelle il vaudra mieux le faire, il faut creuser, de distance en distance, des trous carrés, juste assez larges pour qu'un homme puisse y travailler, et d'une profondeur de cinq à sept pieds; on remarquera jusqu'à quelle profondeur les côtés de ces trous laisseront couler de l'eau ; cela fera voir à quelle profondeur doivent atteindre les rigoles (1).

Nous avons emprunté à dessein de nombreuses citations aux divers auteurs qui ont écrit sur le drainage, pour mieux faire sentir combien on commence à apprécier en Angleterre les grands avantages provenant de cette méthode qui devient maintenant une pratique universelle. Nous avons insisté particulièrement sur les faits qui sont de nature à nous mettre sur la voie des améliorations qui se-

(1) Ordinairement, en Angleterre, la profondeur des tranchées ou drains, différente suivant la nature et le plus ou moins de porosité des terrains, varie entre le chiffre minimum 0 m. 91 c., et le chiffre maximum 1 m. 21 c.

Quant à la distance à laisser entre les drains, elle dépend également de la composition du sol et du sous-sol, et elle varie de 10 à 20 mètres.

Ces points une fois établis, les tranchées doivent être dirigées soigneusement dans le sens de la plus grande pente du terrain, dans le but de rendre l'écoulement des eaux plus facile et plus prompt, on place dans le fond, en ayant soin de leur conserver toujours une légère inclinaison, les tuyaux de terre cuite bout à bout et aussi bien joints que possible; on garnit leurs points de jonction d'un manchon d'argile bien pressée et prise dans la tranchée même ; puis on recouvre le tout avec précaution en rejetant la terre dans le fossé. Ces tuyaux se dégorgent dans un fossé qui leur sert de récipient, ou bien ils doivent aboutir à une ligne principale garnie de tuyaux d'un plus fort diamètre et communiquant eux-mêmes à un réservoir découvert et commun.

raient la conséquence de son application à nos terres argileuses et salifères.

Il est évident pour nous qu'elle sera susceptible à la fois de les débarrasser de l'excès d'humidité qui succède aux pluies d'automne, d'empêcher en même temps qu'elles ne souffrent autant en été de la sécheresse et, par-dessus tout, de les mettre à l'abri de la salure. On ne saurait donc accorder une trop large part à l'étude d'un procédé qui nous fournit de si puissants moyens pour vaincre les difficultés qui tiennent au sol et au climat. Puissions-nous, par ce que nous en avons dit, contribuer, pour notre faible part, à vulgariser en France une méthode si précieuse en agriculture, et si utile surtout à la contrée qui nous occupe en ce moment.

Nous savons déjà, M. de Rivière nous l'a dit, et c'est un fait reconnu par tous les auteurs, qu'indépendamment de tous les avantages agricoles qui lui sont dus (1), le drainage exerce une heureuse influence sur l'état sanitaire des populations. Les

(1) En parlant de l'agriculture anglaise, M. Léonce de Lavergne dit (*loc. cit.*, page 263) : Les effets du drainage ont quelque chose de magique. Prairies et terres arables s'en trouvent également bien. Dans les prairies, les herbes marécageuses disparaissent, le foin devient à la fois plus abondant et de meilleure qualité ; dans les terres arables, même les plus argileuses, les céréales et racines poussent plus vigoureuses et plus saines; il faut moins de semence pour plus de récolte. Le climat lui-même y gagne sensiblement.

parties où il est le plus en usage en Angleterre sont devenues infiniment plus salubres ; les fièvres intermittentes en ont disparu, et les autres maladies y deviennent plus rares ; il paraît que le bétail profite au moins autant de cette amélioration, et que la pourriture des moutons n'y est presque plus connue.

Dans le climat pluvieux de l'Angleterre, c'est surtout l'excessive humidité du sol que l'on a à combattre par le drainage ; ici, sous le ciel méridional, c'est plutôt la sécheresse et l'ascension du sel. Aussi ce moyen est-il impuissant à produire seul l'amélioration radicale qu'on en attend? Il n'aura réellement toute l'efficacité dont il est susceptible, que si on l'emploie simultanément avec l'irrigation, soit qu'on y procède par la surface du sol, soit que l'on se serve des tuyaux de drainage comme conducteurs de l'eau, ainsi que le veut M. de Rivière. Ces deux moyens doivent se prêter un mutuel appui ; leur action étant toujours secondée par la généreuse influence d'un soleil vivifiant, accomplira des prodiges de végétation dans ce sol puissant où les récoltes ne manquent jamais que par défaut d'humidité. On le rendra propre à toute espèce de culture ; il sera possible dès-lors de changer le système d'assolement suivi dans le pays, les terres seront ensemencées annuellement. En place de la jachère ruineuse, elles produiront de belles récoltes fourragères et intercalaires au blé.

Toutes ces cultures étant favorisées par la masse

d'engrais que l'on formera avec la litière que l'on retirera des marais, donneront des produits abondants qui auront bien vite comblé les dépenses faites pour l'assainissement. La richesse de ce pays n'aura rien à envier à aucun pays du monde.

CHAPITRE III.

Des Pâturages et des Prairies.

Lorsqu'on aura soumis au régime précédent toutes les terres cultivées dont le niveau moyen au-dessus de l'étiage de la mer est d'à-peu-près 2 mètres, ce qui permettra le facile écoulement dans les étangs de l'excédant des eaux naturelles ou artificielles qui sortira des tuyaux de drainage ; on rencontrera à un niveau inférieur,qui n'est ordinairement que de 1 mètre 25 centimètres environ, cette immense étendue de pâturages qui sont d'une excessive salure et ont peu de valeur.

Jusqu'à ce que la population soit assez nombreuse pour défricher ces terrains et leur appliquer le système d'amélioration indiqué pour les terres, cette zône inférieure devra être convertie en prairies naturelles; tel sera sans doute le premier parti qu'on tirera de ces terrains. On parviendra rapidement à ce but en les soumettant à une irrigation souvent réitérée. Mais il faut pour cela que l'on ait exécuté sur le Rhône les travaux hydrauliques qui doivent assurer à l'agriculture une quantité d'eau constante et suffisante.

On ne compte actuellement qu'une très-petite étendue de prés, parce que les irrigations sont subordonnées aux crues du fleuve qui n'arrivent pas toujours en temps opportun, de manière que la récolte du foin est soumise aux chances les plus incertaines. Lorsque les circonstances sont favorables, on obtient de bons produits en excellent foin. Tout le monde sait combien est estimé celui des domaines du mas Blanc et de la Reiranglade situés dans la plaine de Beaucaire.

Aux environs d'Arles existe aussi une grande étendue de prés arrosés par le canal de Craponne. On y récolte une quantité considérable de fourrage.

Dans deux autres domaines, celui du Partisan, près Bellegarde, appartenant aux concessionnaires des canaux, et celui d'Espeïran, près St-Gilles, appartenant à M. Sabatier, une grande étendue de terrains d'inganes ont été déjà transformés en prairies au moyen de l'irrigation. Dans l'espace de 5 ou 6 ans, un hectare de terrain qui auparavant ne rapportait pas plus de 10 f. est parvenu à peu de frais à produire jusqu'à 75 f. et 80 f. par an. On voit quels sont les avantages immenses qu'on obtiendrait par le moyen de l'irrigation. Les fourrages de ces prairies contiennent une dose de sel assez élevée qui n'est pas très-favorable à l'engraissement, mais qui donne à la chair des animaux une saveur remarquable, bien reconnue depuis longtemps dans les moutons de pré salé, et qui est très-recherchée des consommateurs (1).

La conversion des pâturages en prairies n'entraînera pas dans des dépenses considérables. Il n'y a point ici de travaux de nivellement à opérer, ce sont ceux dont la confection exige le plus de temps et le plus d'argent. Il suffit de diviser le terrain en carrés du 2 à 3 hectares par des fossés de 1 mètre 50 centimètres de largeur sur 1 mètre de profondeur, les terres jectisses servent à former un petit bourrelet autour du pré. Cette précaution essentielle empêche l'eau naturelle ou artificielle de couler à la surface. Ce liquide étant ainsi contenu imbibe le sol, précipite le sel des couches supérieures, et au bout de deux ou trois ans, lorsque les irrigations ne sont pas interrompues, on voit croître spontanément certains végétaux de la famille des graminées ou des légumineuses. Cette première végétation est l'indice que la terre est apte à recevoir les semences des plantes qui doivent constituer la prairie, on peut les lui confier avec la certitude qu'elles se développeront avec vigueur.

(1) M. de Gasparin, *loc. cit.*

BIBLIOTHÈQUE IMPÉRIALE

Ces prairies soumises à une irrigation régulière donneront des produits bien supérieurs en quantité et en qualité à ceux que l'on a obtenus jusqu'à ce jour. Elles produiront deux récoltes au lieu d'une ; cette seconde récolte sera due aux irrigations d'été qui manquent complètement aujourd'hui. On devra les diriger de manière à ce que l'eau ne séjourne pas à la surface, afin d'éviter le dégagement des miasmes. On devra donc procéder par simples imbibitions souvent répétées (1). On pourra ainsi concilier les besoins de l'agriculture avec l'intérêt sanitaire.

Sur tous les points de cette plaine ainsi administrée, il croîtra une grande abondance de foin dont une partie aura un débouché assuré dans les pays vignicoles voisins qui manquent de fourrage et d'engrais. L'autre partie sera consommée sur place et servira à la nourriture des bestiaux.

D'après M. de Rivière, on ne nourrit pas actuellement le dixième des bêtes à laine qu'on pourrait élever si le projet d'amélioration était exécuté et il n'évalue pas à moins de 60,000 le nombre des chevaux ou des bœufs que la Camargue seule pourrait nourrir, au lieu de 2,800 chevaux, bœufs et vaches sauvages qui vivent misérablement dans ses immenses pâturages (2).

(1) Il suffit d'arroser deux fois par semaine.

(2) Ces chiffres sont établis d'après ce qui se passe dans la Normandie, dans la Belgique, etc.

Si on arrivait à de pareils résultats, la prodigieuse quantité d'élèves qui sortirait bientôt de ce pays contribuerait à affranchir la France du tribut onéreux qu'elle paie aux étrangers en achats d'animaux de boucherie pour pourvoir à son alimentation, en chevaux pour remonter sa cavalerie et fournir à tous les besoins de l'agriculture, de l'industrie et du commerce (1).

CHAPITRE IV.

Des Rizières.

Dans ces dernières années, on a essayé la culture du riz dans les terrains salifères. Ces essais, qui ont complètement réussi, ont eu lieu, en Camargue, dans les domaines de Paulet et du château d'Avignon. Il est regrettable que les frais d'établissement et les frais ordinaires d'exploitation ne soient pas en rapport avec le produit, quelque satisfaisant

(1) Pendant l'année 1850, on a importé en France 18,150 chevaux étrangers valant 6,067,400 fr., et on en a exporté 7,099 valant 2,287,500 fr.

qu'il ait été, et que l'industrie privée n'ait pu continuer ce genre de culture. Les dépenses les plus considérables tiennent surtout actuellement à l'achat et à l'entretien des machines à vapeur qui sont nécessaires pour puiser au Rhône l'eau qui sert à l'arrosage. Espérons que si on exécute les grands travaux d'irrigation projetés qui doivent fournir à bon marché, sur tous les points de cette plaine, une quantité d'eau constante, on reviendra, et avec avantage, à cette culture.

L'établissement des rizières inspira des craintes pour la santé publique. Situées loin des centres de population, elles n'ont exercé aucune action sur les habitants. Mais on s'est prévalu de ce que le plus grand nombre des ouvriers occupés à la culture du riz étaient atteints par les fièvres intermittentes pour s'élever contre l'insalubrité des rizières et demander leur suppression (1).

Il nous paraît qu'on s'est trop hâté de vider la question et qu'on a mal interprété les faits. On n'a pas suffisamment tenu compte des circonstances dans lesquelles étaient faites les expériences sur la culture du riz. Expliquons-nous à cet égard.

On a établi les rizières dans un pays où les fièvres paludéennes sont endémiques; les points affectés à cette culture sont précisément ceux où cette maladie sévit habituellement avec le plus d'intensité.

(1) On a publié plusieurs articles contre les rizières dans les journaux qui s'impriment à Nimes.

Parmi les ouvriers venus de pays étrangers, en général d'Italie, pour se livrer à cette culture, le plus grand nombre a été atteint par les fièvres intermittentes et on n'a pas manqué d'attribuer la fréquence de cette maladie à la culture des rizières.

Sans avoir la prétention d'absoudre les rizières, nous pouvons dire qu'avant leur existence le même fait se serait reproduit, peut-être avec un peu moins d'intensité il est vrai, si on avait réuni dans ces lieux pour un but quelconque un certain nombre de personnes étrangères au pays. Ne savons-nous pas, en effet, qu'à-peu-près chaque individu paie en arrivant son tribut à l'acclimatement. Il serait donc injuste de rendre les rizières responsables d'un fait dont certainement elles ne sont pas seules coupables. Ici, il faut tenir compte et de l'influence des marais et de l'influence des rizières ; il est difficile de déterminer la part de chacune. La culture du riz n'a pas continué pendant assez longtemps pour qu'on ait pu apprécier rigoureusement son influence dans ce phénomène complexe.

Nous ne nous dissimulons pas les dangers attachés à la culture du riz. Les rizières ont deux modes d'action bien distincts. Elles agissent directement sur l'économie par les miasmes qui se forment à leur surface, et puis ensuite par les travaux qu'elles réclament et qui se font au milieu de l'eau, de la boue et de l'humidité, elles prédisposent considérablement les ouvriers à contracter les maladies endémiques. A ce double point de vue, elles peuvent nuire à l'état sanitaire; elles sont d'autant plus dangereuses que la culture du riz a lieu pendant l'été, qu'elle oblige à recouvrir de grandes surfaces avec l'eau et de les mettre à sec au mois de septembre pour récolter le riz. Voilà certes plusieurs circonstances défavorables et dont on a constaté bien souvent la funeste influence. M. Moseati, célèbre médecin italien, a observé que la récolte du riz, dans les rizières humides de la Toscane, donnait lieu tous les ans d'observer des maladies endémiques.

Mais si nous reconnaissons que quelquefois les rizières peuvent produire de tels résultats, nous savons aussi, et l'expérience le prouve, que lorsque cette culture est dirigée avec soin et avec intelligence, elle est loin d'offrir les mêmes inconvénients.

En Piémont, d'après M. de Gregori, les rizières ne sont malsaines que par la négligence des *pratuvoli* (arroseurs publics) à faire circuler l'eau d'un étang à l'autre. Les plantes elles-mêmes souffrent de cette stagnation. En Italie comme en Egypte, on est parvenu à assainir les rizières en renouvelant continuellement les eaux qui les submergent, ou bien en les cultivant par simples irrigations souvent renouvelées. On a éprouvé qu'il suffit d'arroser deux fois par semaine, comme on ferait pour une prairie, pour obtenir un plein succès. Cette méthode a réussi à M. Paris, ancien sous-préfet de Tarascon (1).

(1) Dans une note à la page 182 de l'ouvrage déjà cité, M. Rivière a indiqué ce fait.

Pour qu'il offre le moins de danger possible, le desséchement qui précède la moisson, et qui a lieu au mois de septembre, doit être rapide. Il faut donc toujours établir les rizières, de manière à renouveler et à écouler l'eau facilement. A ces conditions seulement on s'opposera au dégagement des miasmes. Il ne faudra pas perdre de vue ces divers procédés si on revient jamais dans le delta du Rhône à la culture du riz.

On ne devra pas négliger non plus de soumettre à une hygiène bien réglée les ouvriers occupés à cette culture et que l'on prendra de préférence parmi les indigènes.

Il sera toujours prudent d'établir les rizières loin des centres de population (1).

---

(1) En Piémont, on défend cette culture à 14 kilomètres de la capitale, à 9,250 mètres des villes de second ordre et des places fortes, et à 1,000 mètres des villes d'un ordre inférieur.

CONCLUSION.

Si nous jetons un coup-d'œil rétrospectif sur tout ce qui précède, il nous semble que nous avons démontré d'une manière péremptoire que les améliorations sanitaires et agricoles les plus radicales peuvent être obtenues dans cette contrée, partout où il sera possible d'amener une quantité d'eau du Rhône assez abondante pour suffire en toute saison aux besoins de l'assainissement et de l'agriculture, surtout si on pratique en même temps le drainage sur tous les points où il est applicable.

Dans l'état actuel, les prises d'eau et les canaux d'irrigation ne sauraient remplir cette double destination ; ils puisent l'eau à un niveau inférieur à la plupart des terrains et ne servent qu'à l'irrigation des marais ; encore faut-il pour cela que les crues du fleuve surviennent en temps opportun. Pendant l'étiage du Rhône, en été, ils sont complètement impropres à fournir de l'eau même aux terrains les plus bas et à assurer la submersion des étangs pour les assainir. Il résulte de là qu'on ne peut arroser que très-irrégulièrement une seule partie de cette plaine, et que ce sont précisément les terrains les moins précieux qui jouissent de ce bienfait.

Il est donc de la plus haute utilité de rechercher les moyens de faire participer une plus grande étendue, sinon la totalité de cette vallée, aux avantages de l'assainissement et de l'irrigation. Les progrès sanitaires et agricoles tiennent essentiellement à une bonne distribution des eaux (1).

Cet important problème préoccupe sérieusement, depuis longues années, MM. les ingénieurs, ainsi que les principaux auteurs qui ont écrit sur le delta du Rhône. Plusieurs projets ont été proposés pour

(1) Plusieurs fois, dans le cours de ce travail, en considérant toutes les améliorations dont ce pays est susceptible et les immenses avantages qui en résulteraient pour sa richesse et sa prospérité, nous nous sommes demandé comment il pouvait se faire que l'opinion publique fût si peu ou point préoccupée de ces importantes questions. Bien loin de là, il s'agit en ce moment d'enfouir des millions pour améliorer les embouchures du Rhône, afin de relever le commerce d'Arles de l'état de souffrance dans lequel il est

le résoudre. Les uns veulent faire arriver les eaux par la pente naturelle à l'aide de canaux dérivés de divers points du Rhône (M. Poulle), d'autres ont proposé l'alliance des canaux d'irrigation avec la puissance de la vapeur que l'on mettrait en jeu pour élever les eaux et les distribuer sur les points les plus culminants (Messieurs les ingénieurs réunis); d'autres seraient d'avis d'établir un barrage sur le petit Rhône, afin de convertir cette branche du fleuve en un vaste réservoir dominant une grande partie de la plaine et versant à la surface ses eaux fertilisantes (M. Surell). Enfin, M. de

tombé. Cette œuvre, qui n'intéresse qu'une partie de la population de cette ville, sera, selon nous, impuissante à atteindre le but que l'on se propose; car supposez les embouchures dans le meilleur état possible, vous n'enlevez pas au Rhône ses hautes et ses basses eaux, ses glaces et ses brouillards; en un mot, toutes les circonstances imprévues qui sont souvent un obstacle à la navigation et qui lui donneront toujours une infériorité sur la voie ferrée établie à ses côtés. On n'est pas assez pénétré de l'idée que le jour où s'ouvrira le chemin de fer de Lyon à la Méditerranée, ce jour-là le Rhône aura fini son temps comme voie de communication commerciale. Il nous semble, en conséquence, qu'au lieu de tenter un dernier effort et de dépenser des sommes énormes pour rendre ce fleuve navigable, mieux vaudrait entreprendre des travaux en vue des améliorations sanitaires et agricoles que nous proposons. Cette voie serait beaucoup plus rationnelle et plus sûre pour assurer le bien-être non-seulement à une fraction de la population d'Arles, mais bien de toutes les classes laborieuses de cette ville et des localités voisines.

Rivière, à l'exemple de ce que l'on a fait en Egypte pour le delta du Nil, a conçu le gigantesque projet d'établir un barrage sur les deux bras du fleuve (1).

Tels sont les principaux projets mis en avant jusqu'à ce jour.

Aux hommes de l'art appartient l'importante tâche de faire adopter celui qui leur paraîtra le plus avantageux et à l'exécution duquel se rattachent de la manière la plus immédiate les résultats que nous avons signalés à l'attention publique et que nous appelons de tous nos vœux.

Maintenant que nous avons retrouvé en France le calme et la sécurité, qui sont les conditions premières de toute grande entreprise, espérons que le jour n'est pas loin où l'esprit public, qui s'est un peu trop égaré dans la voie des grandes et périlleuses spéculations du commerce et de l'industrie, se détournera de sa route pour s'occuper des intérêts agricoles qui sont délaissés. Cependant les deux tiers des habitants vivent du produit du sol dans notre pays où tous les éléments semblent s'être réunis pour appeler l'activité humaine vers la culture des champs. N'avons-nous pas en effet la généreuse influence d'un soleil vivifiant, un sol en général puissant, des cours d'eau abondants qu'il serait facile d'utiliser pour féconder la terre. Avec de tels

(1) M. de Rivière, *Endiguement, assainissement et fertilisation de la Camargue*. — Nîmes, 1851.

avantages, n'est-ce pas à l'agriculture surtout qu'il faut demander les moyens de développer le bien-être matériel et l'état moral des masses. Que les luttes industrielles et commerciales ne nous fassent pas oublier l'agriculture, cette source féconde de la richesse nationale. Efforçons-nous de l'élever au degré de développement qu'elle a atteint chez nos voisins d'outre-mer, moins bien favorisés que nous par le sol et le climat, et avec lesquels nous ne rivalisons pas même quand nous devrions les surpasser.

C'est dans la terre qu'il faut fouiller pour trouver des trésors durables. Tous ceux dont l'industrie est l'unique bien sont sans cesse exposés à l'instabilité du sort. La propriété seule fait les citoyens, leur donne ce caractère de fixité qui est le vrai fondement de la société. On ne saurait trop consolider ce principe qui a été si fortement ébranlé en France dans ces derniers temps.

En favorisant l'agriculture, on imprimera à l'esprit humain la meilleure direction pour arriver à ce but dont l'importance est plus marquée chez nous que partout ailleurs, à cause de la mobilité si grande des idées.

Pour mieux sentir ce besoin, écoutons, en terminant, ce que dit sur le caractère du peuple français M. Ramond de la Sagra (1) :

« En Belgique, où le peuple ressemble au peuple français par son amour des plaisirs bruyants, on

(1) *Voyage en Hollande et en Belgique*, 1851.

le rencontre au théâtre, dans les réunions nombreuses, dans les promenades, partout; en Hollande, le peuple cherche avant tout les affections intimes, la joie de la famille et du foyer domestique. Aux uns le mouvement, l'action; aux autres, le vieux canal suffit : ils n'ont pas besoin, pour se distraire, de faire dix milles à l'heure. De là cette existence réglée, calculée et commode des Hollandais; de là ces tableaux de bonheur domestique dont se rassasie chez eux le regard du voyageur. En Hollande, on jouit de la vie; en Belgique et en France, on la dépense au hasard. Cette différence est à-coup-sûr le trait caractéristique qui distingue ces deux peuples. Or, si l'on me demande lequel est le plus heureux, je n'hésite pas à répondre celui qui le semble le moins. »

Ce parallèle des mœurs de ces nations ne nous porte-t-il pas à exprimer le regret que tout en étant Français par le cœur, nous ne soyons un peu plus Hollandais par les habitudes.

BIBLIOTHÈQUE IMPÉRIALE

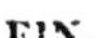

FIN.

TABLE DES MATIÈRES.

BIBLIOTHÈQUE IMPÉRIALE
IMPR.

FIN DE LA TABLE.

BIBLIOTHEQUE NATIONALE DE FRANCE
3 7531 01356684 6

www.ingramcontent.com/pod-product-compliance
Ingram Content Group UK Ltd.
Pitfield, Milton Keynes, MK11 3LW, UK
UKHW012236240726
13966UKWH00003B/1125

9 782011 912343